Huiles Essentielles

Description et utilisation
de plus de 200 huiles essentielles et huiles végétales

MARKUS SCHIRNER

Huiles Essentielles

Description et utilisation
de plus de 200 huiles essentielles
et huiles végétales

TRADUIT DE L'ALLEMAND PAR CLAUDE DHORBAIS

Trédaniel Poches
19, rue Saint-Séverin
75005 Paris

Titre original :
Aroma – Öle. Beschreibung und Anwendung von über 200 ätherischen Ölen und Basisölen

www.editions-tredaniel.com
info@guytredaniel.fr

ISBN : 978-2-84445-975-6

Dépôt légal : janvier 2009
IMPRIMÉ EN FRANCE

Achevé d'imprimer le 27 janvier 2009
sur les presses de l'imprimerie « La Source d'Or »
63039 CLERMONT-FERRAND
Imprimeur n° 14059

Sommaire

Introduction

Que sont les huiles essentielles ? Ce sont des huiles très volatiles. Chaque huile possède sa propre personnalité aromatique, son caractère, son énergie subtile. Les huiles essentielles recèlent des substances odoriférantes sous forme de très petites gouttelettes d'huile stockées dans diverses parties de la plante (comme les fleurs, les feuilles, les tiges, les graines, le bois ou les racines). Ces gouttelettes sont soustraites aux plantes par divers procédés afin de les rendre accessibles à l'homme.

Les huiles essentielles sont hautement concentrées et c'est pourquoi elles ne devraient jamais être utilisées non diluées. Elles peuvent provoquer des allergies, des irritations cutanées et – ingérées – de graves intoxications : c'est pourquoi elles doivent être gardées hors de portée des enfants. Correctement utilisées, les huiles essentielles ne provoquent pas d'effets secondaires.

L'aromathérapie est tout à fait compatible avec la thérapie par les fleurs de Bach. En cas de traitement homéopathique, l'utilisation des huiles essentielles peut partiellement annuler l'effet des remèdes homéopathiques. La thérapie à l'aide des huiles essentielles est fondée sur la stimulation de la force vitale et l'activation des forces d'autoguérison qui gisent en l'homme. Les huiles agissent dans les couches les plus profondes du corps, de l'esprit et de l'âme, où elles peuvent réguler les processus psychiques aussi bien que physiques. Elles renforcent les défenses naturelles et normalisent les fonctions importantes de notre organisme. Les huiles ne peuvent pas guérir par elles-mêmes, mais soutiennent la guérison en rétablissant notre équilibre interne. Quand l'âme est saine, le corps suit automatiquement.

À travers la peau et les tissus conjonctifs, les huiles essentielles parviennent dans notre système lymphatique et notre circulation sanguine ; à partir de là, elles atteignent tous les points de notre corps. Absorbées par le nez, elles peuvent exercer une influence directe sur notre humeur et notre mental. Correctement mises en œuvre par des thérapeutes, elles peuvent aussi avoir un effet considérable en usage interne. Elles sont facilement éliminées par les reins et les poumons.

Les arômes portent des informations : ils peuvent nous influencer inconsciemment, de sorte que nous jugeons et agissons différemment de ce que nous ferions sans cette influence. Ils transmettent des états d'âme qui, le plus souvent, ne sont pas contrôlés par notre raison. Chaque huile contient – sous forme concentrée – la force vitale, la vibration et le champ énergétique de la plante dont elle est tirée. Ces énergies et vibrations subtiles se répercutent adéquatement sur nos propres centres énergétiques subtils et sur notre corps énergétique.

Le présent livre doit vous donner un aperçu de toutes les huiles essentielles. Vous trouverez, dans la bibliographie, des ouvrages spécialisés qui vous fourniront plus de détails sur les procédés de l'aromathérapie, la culture des plantes aromatiques, les procédés d'extraction et de fabrication des huiles essentielles. L'aromathérapie ne devrait d'ailleurs qu'exceptionnellement constituer la thérapie unique : elle est surtout destinée à soutenir et compléter d'autres thérapies.

L'achat des huiles essentielles

Quand vous achetez des huiles essentielles, tenez le plus grand compte de la qualité et observez les principes suivants.

Huiles pures

Il devrait toujours s'agir d'une huile essentielle naturelle pure à 100 %. Des huiles semblables aux huiles naturelles ainsi que les huiles de parfumerie coûtent certes un peu moins cher, mais elles n'ont en aucun cas l'effet thérapeutique des huiles pures et peuvent même se révéler nocives.

Nom botanique

Veillez toujours au nom botanique officiel, correct et complet, ainsi qu'à la désignation commerciale correcte (exemples : une huile essentielle naturelle de bergamote est autre chose qu'une imitation ou une bergamote de parfumerie ; *Lavendula officinalis* est autre chose que *Lavendula hybrida* : toutes deux sont des lavandes, mais leur action est différente, et toutes deux peuvent être vendues sous le nom d'« huile de lavande »). Il existe malheureusement de nombreux produits qui portent le même nom mais ont des constituants différents, et manifestent par conséquent d'autres effets que les effets désirés, ou même ne manifestent aucun effet.

Mode de culture

La plupart des huiles proviennent de plantes cultivées de façon conventionnelle et peuvent contenir des résidus d'insecticide et d'engrais. Les « huiles contrôlées » sous l'angle des pesticides sont le plus souvent exemptes de ces résidus. Les huiles « certifiées AB » proviennent de cultures biologiquement contrôlées et d'une agronomie écologiquement orientée ; elles sont garanties exemptes de poisons et autres pesticides. La cueillette des plantes sauvages doit de même être préférée à la culture conventionnelle, car on peut présumer que la nature n'est pas orientée sur les toxiques.

Pays d'origine

Le lieu où croît une plante joue souvent un rôle déterminant. Les influences géophysiques – par exemple le bon ou le mauvais choix d'un sol pour une plante déterminée, l'excès ou le manque d'ensoleillement – modifient l'efficacité et l'intensité d'une plante, et celles de l'huile essentielle qui en est tirée. C'est toujours là où une plante pousse naturellement qu'elle est la plus forte.

La stabilité des huiles essentielles

Les huiles essentielles devraient toujours être conservées dans des flacons de verre marron ou bleu et être entreposées à l'abri de la lumière et du soleil, à environ + 8 °C. Dans ces conditions, les huiles d'agrumes et de conifères se conservent en moyenne de un an à un an et demi, tandis que toutes les autres huiles essentielles mûrissent et se bonifient en vieillissant.

Le choix des huiles

La décision d'utiliser telle ou telle huile devrait être confiée, autant que possible, à votre nez. C'est votre corps qui sait le mieux quelle huile lui fait du bien. Il le manifeste de la manière la plus nette en rangeant tout ce qui ne lui convient pas dans « ce qui sent mauvais » et tout ce qui lui fait du bien dans « ce qui sent bon ». Cela explique que les impressions olfactives soient différentes pour chaque personne et à différents moments.

Recherchez dans l'index le groupe des huiles dont vous avez besoin en fonction de leur action ou de vos symptômes (ou bien interrogez votre thérapeute) puis, en les « reniflant », sélectionnez dans ce premier choix celles qui sont vos favorites.

Le test allergique

Les huiles essentielles peuvent irriter fortement la peau et, chez certaines personnes (ou avec certains types de peau), provoquer des réactions allergiques. Pour cette raison, il est recommandé, avant l'application sous forme de massage, de friction, de bain ou d'enveloppement, de procéder à un test allergique.

À cet effet, prélevez au maximum un quart à une demi-goutte de chaque huile envisagée et frictionnez-la dans le creux du coude. Si des pustules ou des rougeurs apparaissent, renoncez à l'utilisation de cette huile.

Vous trouverez dans un chapitre séparé les possibilités d'application des huiles essentielles.

Les huiles essentielles

Les plans de vibration des huiles essentielles

NOTE DE TÊTE *(plan de l'esprit)*
huiles rapidement volatiles ; haute fréquence ; teinte claire ; vibration orientée vers le haut ; stimulent la concentration, éclaircissent, euphorisent, rafraîchissent.

NOTE DE CŒUR *(plan de l'âme)*
vibrations qui ouvrent ; senteurs florales ; équilibrent, harmonisent, ouvrent le cœur ; douces teintes pastel ; stimulent le cœur et la circulation sanguine ; assurent les soins de la peau.

NOTE DE BASE *(plan du corps)*
vibrations profondes et centrées ; teintes sombres ; astringentes, résineuses, chaudes, lourdes ; enracinent, approfondissent la respiration, fortifient, stabilisent.

Les éléments des huiles essentielles

FEU *(Bélier, Lion, Sagittaire)*
bouillant, dynamique, vigoureux, volontaire.

TERRE *(Taureau, Vierge, Capricorne)*
solide, lourd, immobile, structurant, objectif.

AIR *(Gémeaux, Balance, Verseau)*
froid, sec, mobile, abstrait.

EAU *(Cancer, Scorpion, Poissons)*
mou, humide, sensible, sentimental, lent, rêveur.

Acacia [fleur d']

NOM :	*Acacia farnesiana*
FAMILLE :	mimosacées ; légumineuses fabacées ; papilionacées
HABITAT :	France, Bassin méditerranéen, Indes occidentales
OBTENTION :	extraction par solvants (hexane le plus souvent)
FRAGRANCE/GOÛT :	floral/sucré à balsamique, féminin
NOTE :	cœur
ÉLÉMENT :	eau
SIGNE :	Cancer
PLANÈTE :	Lune

Action sur le corps : antirhumatismale, antiseptique ; détend les bronches.

- *Utilisation* : pour les soins de la peau (en cas de peau sèche) ; pour régénérer (comme huile de massage).

Action sur le mental : tranquillisante, euphorisante, légèrement érotisante ; harmonise, atténue la dépression.

- *Utilisation : en cas* de dépression, d'épuisement nerveux, de frigidité, de tensions nerveuses, de troubles causés par le stress.

Divers : idéale pour les bains aphrodisiaques, pour se défendre contre les insectes.

Attention ! Impropre à l'usage interne, ne pas ingérer.

Achillée millefeuille

(herbe aux chats)

NOM :	*Achillea millefolium*
FAMILLE :	astéracées ; composées
HABITAT :	Europe, Asie du Nord, États-Unis
OBTENTION :	distillation à la vapeur d'eau de la partie aérienne fleurie de la plante
FRAGRANCE/GOÛT :	douceâtre/herbeux, légèrement camphré, doux
NOTE :	cœur/base
ÉLÉMENT :	terre
SIGNE :	Cancer
PLANÈTE :	Lune

Action sur le corps : astringente, antiseptique, carminative, hémostatique, anti-inflammatoire, fébrifuge, spasmolytique, stomachique, cicatrisante, sudorifique, fortifiante, digestive ; abaisse la tension artérielle, assure les soins de la peau, dissout les mucosités.

- *Utilisation : en cas* d'acné, d'artériosclérose, de flatulences, de cystite, d'hypertension, de colite, d'eczéma, d'inflammations, de refroidissement, de goutte, de grippe, d'hémorroïdes, d'éruptions cutanées, de crampes, de varices, de maux de tête, d'embarras gastrique, de migraine, de cicatrices, d'affections rénales, de polyarthrite, de mal des transports, de rhumatismes, de plaies par instruments tranchants, de coups de soleil, de thromboses, d'inflammation du petit bassin, de cellulite.

Action sur l'âme : élargit la conscience, atténue la dépression.

- *Utilisation : en cas* de cauchemars, de dépressions, d'insomnies, de vertiges ; stimule les forces intuitives.

Attention ! Ne pas utiliser pendant la grossesse. Peut provoquer des taches claires sur la peau.

Acore vrai

NOM :	*Acorus calamus*
FAMILLE :	aracées ; spadiciflores
HABITAT :	Sri Lanka, Chine, Java (Indonésie), Amérique du Nord, est de l'Asie
OBTENTION :	distillation à la vapeur d'eau des racines
FRAGRANCE/GOÛT :	moisi, terreux, aromatique, amer
NOTE :	base
ÉLÉMENT :	feu
SIGNE :	Scorpion
PLANÈTE :	Pluton

Action sur le corps : stimulante, antiseptique, bactéricide, sudorifique, spasmolytique, stomachique, vermifuge, insecticide ; dissout les mucosités.

- *Utilisation : en cas* d'anémie, d'inappétence, de vomissements, de fièvre, de palpitations cardiaques, de faiblesse circulatoire, de troubles gastro-intestinaux, de nausées, de troubles digestifs.

Action sur le mental : tranquillisante.

- *Utilisation : en cas* d'anorexie, de nervosité ; après les crises morales.

Attention ! N'est pas à usage interne ; ne pas ingérer. Possède une action toxique : ne pas dépasser la dose prescrite, diluer fortement (sinon, peut avoir un effet toxique sur la peau).

Agar [bois d']

NOM :	*Aquilaria agallocha*
HABITAT :	Birmanie, Inde, Cambodge, Laos, Vietnam
Obtention :	distillation à la vapeur d'eau du bois coupé menu
Fragrance/goût :	boisé, épicé, balsamique
Note :	base
ÉLÉMENT :	terre
Signe :	Taureau
Planète :	Vénus

Action sur le corps : régulatrice et relaxante sur tout l'organisme.

- *Utilisation* : aucune n'est connue.

Action sur le mental : relaxante, érotisante ; calme les nerfs et enracine.

- *Utilisation : en cas* d'énervement, de perte de créativité, d'absence de racines.

Divers : bonne huile de méditation.

Ail

NOM :	*Allium sativum*
FAMILLE :	liliacées
HABITAT :	Asie, Europe centrale et méridionale, Afrique du Nord, États-Unis
OBTENTION :	distillation à la vapeur d'eau de la gousse
FRAGRANCE/GOÛT :	piquant, fort, goût d'ail
NOTE :	tête
ÉLÉMENT :	air
SIGNE :	Gémeaux
PLANÈTE :	Mercure

Action sur le corps : antibiotique, antiseptique, bactéricide, carminative, dépurative, fébrifuge, diurétique, insecticide, stomachique, microbicide, sudorifique, vermifuge ; tue les amibes, les larves, les champignons ; détoxique ; abaisse la tension artérielle, le cholestérol sanguin, la glycémie ; stimule la production de bile, dissout les mucosités.

- *Utilisation : en cas* de sida, d'artériosclérose, d'invasion par les bactéries, de cystite, d'hypertension, de bronchite (chronique), de parasites intestinaux, de furoncles, de mycoses, de calculs biliaires, d'abcès, de goutte, de calculs urinaires, d'affections cardiaques, d'œil-de-perdrix, de cancer, de troubles gastro-intestinaux, de rhumatismes, de tuberculose, de tumeurs, de virus, de verrues, de vers, de blessures ; pour la formation de globules blancs, pour abaisser le cholestérol sanguin.

Action sur le mental : tranquillisante.

- *Utilisation* : néant (à cause de l'odeur forte).

Attention ! Ne pas ingérer pendant l'allaitement (provoque des flatulences chez le bébé).

Ajowan

NOM :	*Trachyspermum copticum*
FAMILLE :	apiacées ; ombellifères
HABITAT :	Afghanistan, Égypte, Inde, Perse
OBTENTION :	distillation des graines à la vapeur d'eau
FRAGRANCE/GOÛT :	herbeux, épicé, odeur de thym
NOTE :	base
ÉLÉMENT :	feu
SIGNE :	Bélier
PLANÈTE :	Mars

Action sur le corps : antiseptique, carminative, digestive.

- *Utilisation : en cas* de choléra, de troubles intestinaux ; pour désinfecter.

Action sur le mental : aucune n'est connue.
- *Utilisation* : néant.

Divers : n'est pas à recommander pour l'aromathérapie ni pour l'usage domestique.
Attention ! Ne pas utiliser pendant la grossesse ; en outre, peut occasionner une irritation de la peau et des muqueuses.

Algue [essence d']

NOM :	*Laminaria digitata*
HABITAT :	France
OBTENTION :	co-distillation de la partie aérienne de la plante avec des supports végétaux
FRAGRANCE/GOÛT :	épicé
NOTE :	base
ÉLÉMENT :	terre
SIGNE :	Taureau
PLANÈTE :	Vénus

Action sur le corps : aucune n'est connue.
- *Utilisation :* aucune n'est connue.

Action sur le mental : répand dans la pièce l'air épicé de la mer.
- *Utilisation :* aucune n'est connue.

Amande amère

NOM :	*Prunus dulcis var. amara*
FAMILLE :	rosacées
Habitat :	Asie, Afrique du Nord
OBTENTION :	pressage de l'amande et extraction ; distillation à la vapeur d'eau de l'amande pressée
FRAGRANCE/GOÛT :	odeur de massepain
NOTE :	base
ÉLÉMENT :	terre
SIGNE :	Balance
PLANÈTE :	Vénus

Action sur le corps : anesthésiante, somnifère, spasmolytique, vermifuge.

- *Utilisation :* n'est pas utilisée en aromathérapie à cause de sa teneur en acide prussique (cyanure).

Action sur le mental : aucune n'est connue.

- *Utilisation :* néant.

Attention ! Ne pas ingérer et ne pas appliquer sur la peau (toxique).

Ambrette

NOM :	*Hibiscus abelmoschus* ; *Abelmoschus moschatus*
FAMILLE :	malvacées
HABITAT :	Égypte, Angola, Java (Indonésie), Inde, Amérique du Sud
OBTENTION :	distillation des graines à la vapeur d'eau
FRAGRANCE/GOÛT :	lourd, érotique, masculin, intense, sucré et floral
NOTE :	base
ÉLÉMENT :	terre
SIGNE :	Taureau/Scorpion
PLANÈTE :	Vénus/Mars

Action sur le corps : carminative, spasmolytique, stomachique.

- *Utilisation : en cas* de troubles de l'irrigation sanguine, de crampes, de douleurs musculaires.

Action sur le mental : aphrodisiaque, tranquillisante, sédative ; antidépresseur ; érotisante (fortement), stimulante ; fortifie les nerfs.

- Utilisation : en cas de dépression, de frigidité, d'indifférence sentimentale, d'impuissance, de mélancolie, de tensions nerveuses, de surexcitation.

Attention ! Non destiné à l'usage interne (ne pas ingérer).

Aneth odorant

NOM :	*Anethum graveolens*
FAMILLE :	apiacées ; ombellifères
HABITAT :	Europe
OBTENTION :	distillation à la vapeur d'eau de la partie aérienne de la plante et des graines
FRAGRANCE/GOÛT :	intense, frais, épicé
NOTE :	tête/cœur
ÉLÉMENT :	air/feu
SIGNE :	Sagittaire
PLANÈTE :	Jupiter

Action sur le corps : apéritive, bactéricide, carminative, hypotensive, légèrement diurétique, germicide, spasmolytique, stomachique, emménagogue, galactogène, digestive, vermifuge ; réchauffe, dissout les mucosités.

- *Utilisation : en cas* de flatulences, de vomissements, de coliques, d'embarras gastrique, de troubles menstruels, de troubles digestifs, de hoquet (nerveux), de vomissements (grossesse) ; dissout les mucosités des bronches.

Action sur le mental : calme les nerfs.

- *Utilisation : en cas* d'irritabilité accrue ; modère les pulsions sensuelles, apporte paix et harmonie ; en cas d'hyperactivité sexuelle ; aide contre l'hystérie.

Angélique [racine d']

NOM :	*Angelica officinalis* *Angelica archangelica* = angélique archangélique *Angelica silvestris* = angélique sylvestre
FAMILLE :	apiacées ; ombellifères
HABITAT :	Europe centrale et orientale, Italie, États-Unis, Hongrie, Belgique, Allemagne
OBTENTION :	distillation des racines à la vapeur d'eau
FRAGRANCE/GOÛT :	âpre, doux-amer, aromatique, terreux
NOTE :	base
ÉLÉMENT :	terre
SIGNE :	Scorpion
PLANÈTE :	Mars

Action sur le corps : dépurative, carminative, spasmolytique, stomachique, fongicide, digestive ; augmente les défenses immunitaires, stimule l'irrigation sanguine et la sécrétion de suc gastrique, réchauffe.

- *Utilisation :* pour doper les forces de défenses, pour prévenir la contagion ; comme prophylaxie du cancer, comme calmant des surrénales ; dans les états d'angoisse ; en cas de manque d'appétit, de flatulences, de cystite, d'anémie, de bronchite, de grippe, d'irritation cutanée, de faiblesse cardiaque, de toux, de maladies infectieuses, de rhume de cerveau (chronique : *inhalations !*), de paralysies, de dyspepsie nerveuse, de faiblesse et d'ulcères de l'estomac, de troubles menstruels, de migraine, de douleurs musculaires, de polypes nasaux, de névralgies, de rachitisme, de rhumatismes, de toux du fumeur, de nausées, de faiblesse (physique), de sinusite purulente ; aide contre les intoxications, les glaires, la constipation, la sensation de réplétion, les troubles de la ménopause ; comme antiseptique des voies urinaires.

Action sur le mental : permet de restructurer, d'enraciner, de stabiliser.

- *Utilisation : en cas* d'angoisses, de phobie de l'avion, de nervosité, de mal des transports, d'insécurité ; confère endurance et courage, fortifie la capacité de résistance ; aide à prendre des décisions ; donne le sens des réalités ; fortifie la confiance en soi.

Divers : la plante a été mise en œuvre au Moyen Âge pour chasser les esprits et contre les sorcières, ainsi que comme protection contre la peste.

Attention ! Ne pas utiliser chez les diabétiques. Peut occasionner des taches claires sur la peau sous l'effet du soleil.

Anis vert [graine d']

Nom :	1. *Pimpinella anisum* ; 2. *Illicium verum* (anis étoilé)
Famille :	1. apiacées (ombellifères) 2. illiciacées (magnoliacées)
Habitat :	Asie, Bassin méditerranéen, Europe du Sud, États-Unis
Obtention :	distillation des graines à la vapeur d'eau
Fragrance/goût :	sucré, chaud, épicé, aéré
Note :	tête/cœur
Élément :	feu/eau
Signe :	Balance
Planète :	Vénus

Action sur le corps : antiseptique, stimulante, expectorante, carminative, diurétique, spasmolytique, stomachique, galactogène, digestive ; réchauffe et dissout les mucosités.

- *Utilisation : en cas* d'asthme, de bronchite (également chronique), de mucosités pulmonaires, de flatulences ; dans les états d'excitation du système cardiovasculaire ; en cas de toux, de coliques, de maux de tête, de spasmes gastro-intestinaux (en massage), de troubles menstruels, de migraine, d'insomnie, de hoquet (sec), de vertiges, d'engorgement des voies respiratoires, de tensions ; pour l'hygiène buccale (gargarismes).

Action sur le mental : équilibrante ; antidépresseur ; harmonise.

- *Utilisation : en cas* de cauchemars, d'angoisses, de dépressions, de dysharmonie, de sentiments de solitude, de frigidité, d'impuissance, de fatigue ; instaure la tolérance.

Divers : contre les puces, les acariens, les poux (de tête et de corps).

Attention ! N'utiliser qu'à très faibles doses ; sinon, nausées et vertiges peuvent en résulter ; le système nerveux peut être endommagé et la circulation sanguine, ralentie. Des troubles rénaux, une irritation de l'estomac ou une congestion cérébrale peuvent intervenir par suite de la teneur élevée en coumarine. Ne pas utiliser pendant la grossesse ou en présence d'affections dermatologiques de nature inflammatoire ou allergique.

Armoise

NOM :	*Artemisia vulgaris*
FAMILLE :	astéracées ; composées
HABITAT :	Amérique, Europe, nord de l'Asie
OBTENTION :	distillation à la vapeur d'eau de la partie aérienne de la plante
FRAGRANCE/GOÛT :	moelleux, aromatique, âpre, balsamique
NOTE :	base

Élément : terre
Signe : Scorpion
Planète : Mars

Action sur le corps : apéritive, carminative, hématogène, désinfectante, anti-inflammatoire, fébrifuge, cholagogue, diurétique, spasmolytique, stomachique, emménagogue, sudorifique, digestive, vermifuge ; dissout les mucosités.

- *Utilisation : en cas* d'état général affaibli, d'anémie, de troubles de la circulation sanguine dans les pieds et les jambes, d'épilepsie, de troubles biliaires, de douleurs dans les articulations et les membres, de maux de tête, de troubles hépatiques, de troubles gastro-intestinaux, de troubles menstruels, d'aigreurs d'estomac ; pour l'amélioration de l'irrigation de la peau.

Action sur le mental : facilite la concentration et le sommeil ; tranquillise.

- *Utilisation : en cas* d'épuisement, de fatigue, de surexcitation nerveuse, de surmenage.

Divers : l'armoise a été utilisée comme philtre contre les sorcières ainsi que comme protection contre le mal et le danger.

Attention ! Ne pas utiliser pendant la grossesse. Ne convient pas aux épileptiques. Ne pas ingérer ; en usage externe, ne l'utiliser que fortement diluée.

Assa-foetida

NOM :	*Ferula asa-foetida*
FAMILLE :	apiacées ; ombellifères
HABITAT :	est de l'Iran
OBTENTION :	distillation des racines à la vapeur d'eau
FRAGRANCE/GOÛT :	amer, piquant, sucré/balsamique ; évoque l'ail
NOTE :	base
ÉLÉMENT :	feu
SIGNE :	Cancer
PLANÈTE :	Lune

Action sur le corps : carminative, spasmolytique, digestive ; abaisse la tension artérielle et fortifie les nerfs.

- *Utilisation : en cas* d'asthme (très bonne), de flatulences, de coliques consécutives aux flatulences, d'hypertension, de bronchite (très bonne), de coqueluche, de constipation, de soubresauts spasmodiques ; pour calmer le cœur.

Action sur le mental : équilibrante, tranquillisante, fortement érotisante ; l'assa-foetida réchauffe.

- *Utilisation : en cas* d'angoisses, d'épuisement nerveux, d'hystérie, de fatigue sexuelle, de troubles conditionnés par le stress ; pour stimuler le cerveau et fortifier les nerfs.

Divers : dégage une odeur très intense ; 1 goutte maximum dans la lampe brûle-parfum.

Aunée

Nom :	*Inula helenium*
Famille :	astéracées ; composées
Habitat :	Asie, Europe, Amérique du Nord
Obtention :	distillation à la vapeur d'eau des racines séchées et des rhizomes
Fragrance/goût :	sec, moelleux, boisé, mielleux
Note :	base
Élément :	terre
Signe :	Balance
Planète :	Vénus

Action sur le corps : astringente, antiseptique, bactéricide, anti-inflammatoire, diurétique, fongicide, spasmolytique, stomachique, sudorifique, fortifiante, vermifuge ; abaisse la tension artérielle et calme la toux d'irritation ; dissout les mucosités.

- *Utilisation : en cas* d'asthme, de bronchite, de problèmes de la vésicule biliaire, de toux sèche, de troubles digestifs.

Action sur le mental : aucune n'est connue.

- *Utilisation :* aucune n'est connue.

Attention ! Irrite fortement la peau, peut provoquer de graves réactions allergiques.

Basilic

NOM :	*Ocimum basilicum*
FAMILLE :	lamiacées ; labiées
HABITAT :	Égypte, France, Italie
OBTENTION :	distillation à la vapeur d'eau de la partie aérienne de la plante
FRAGRANCE/GOÛT :	frais, piquant, douceâtre, vert ; évoque l'œillet
NOTE :	tête
ÉLÉMENT :	terre
SIGNE :	Scorpion
PLANÈTE :	Mars

Action sur le corps : antibactérienne, carminative, spasmolytique, antivirale ; clarifie la peau et calme les démangeaisons ; dissout les mucosités.

- *Utilisation : en cas* de troubles respiratoires, d'affections du pancréas, de bronchite, de problèmes intestinaux, de troubles biliaires, de toux, de piqûres d'insecte, de coqueluche, de maux de tête, de paralysies, de troubles hépatiques, de troubles gastriques, de troubles menstruels, de migraine, de hoquet, d'obstruction des sinus, de nausées ; pour améliorer la peau (tonicité et souplesse) et stimuler les corticosurrénales.

Action sur le mental : antidépresseur ; stimule fortement la concentration et fortifie la mémoire.

- *Utilisation : en cas* d'angoisses, d'épuisement intellectuel, d'hystérie ; stimule le cerveau, fortifie l'intelligence, le système nerveux ; aide contre la mélancolie, le manque d'équilibre mental, le mal des voyages.

Divers : pour se défendre contre les insectes.

Attention ! Ne pas utiliser pendant la grossesse. Ne convient pas aux épileptiques.

Baume de Tolu

NOM :	*Myroxylon balsamum*
FAMILLE :	fabacées ; légumineuses ; papilionacées
HABITAT :	Amérique du Sud
OBTENTION :	distillation de la résine à la vapeur d'eau
FRAGRANCE/GOÛT :	sucré, floral, quelque peu poivré
NOTE :	base
ÉLÉMENT :	terre
SIGNE :	Taureau
PLANÈTE :	Vénus

Action sur le corps : stimulante, antiseptique, vermifuge ; calme la toux d'irritation, dissout les mucosités.

- *Utilisation : en cas* d'asthme, de bronchite, d'eczéma, d'hémorroïdes, d'éruptions cutanées, de toux, de rhume de cerveau, de laryngite, de gale, de croup, de sinusite, de sécheresse de la muqueuse nasale, de toux d'irritation, de plaie cutanée par frottement, de blessures ; pour les soins d'une peau vieillie, sèche et crevassée.

Action sur le mental : tranquillisante.

- *Utilisation : en cas* d'agressivité, de tension, de maux de tête conditionnés par le stress, de nervosité, d'irritabilité.

Baume du Pérou

NOM :	*Myroxylon balsamum var. pereirae*
FAMILLE :	fabacées ; légumineuses ; papilionacées
HABITAT :	Amérique centrale
OBTENTION :	distillation sèche du baume brut sous vide poussé *ou* distillation à la vapeur d'eau des copeaux de bois (moindre qualité)
FRAGRANCE/GOÛT :	sucré, balsamique, vanillé
NOTE :	base
ÉLÉMENT :	terre
SIGNE :	Cancer
PLANÈTE :	Lune

Action sur le corps : antiseptique, anti-inflammatoire ; calme la toux d'irritation et tue les parasites, dissout les mucosités.

- *Utilisation : en cas* d'asthme, d'éruptions, d'hypertension artérielle, de bronchite, d'eczéma, de rhume, d'hémorroïdes, de toux, de rhumatismes, de plaies cutanées par frottement, de blessures.

Action sur le mental : stimulante, balsamique, somnifère ; antidépresseur.

- Utilisation : en cas d'agressivité, de dépression, de nervosité, de sautes d'humeur, de stress.

Attention ! Ne pas appliquer aux enfants, et ne pas utiliser sur de longues périodes.

Bay

NOM :	*Pimenta racemosa ; Pimenta acris*
FAMILLE :	myrtacées
HABITAT :	Asie, Afrique de l'Est, Venezuela
OBTENTION :	distillation à la vapeur d'eau des feuilles et des fruits
FRAGRANCE/GOÛT :	chaud, épicé ; évoque l'œillet ; âpreté masculine
NOTE :	base
ÉLÉMENT :	terre
SIGNE :	Sagittaire/Cancer
PLANÈTE :	Jupiter

Action sur le corps : augmente les défenses, stimule l'irrigation sanguine, accélère la pousse des cheveux, régénère et nettoie la peau.

- *Utilisation : en cas* d'hypotension, d'affections des bronches, d'infections grippales ; pour l'entretien et la pousse des cheveux ; en cas de peau fatiguée et fanée ; pour la régénération de la peau.

Action sur le mental : stimulante, équilibrante ; stimule l'énergie, calme et fortifie les nerfs, réchauffe.

- *Utilisation* : manque d'entrain, épuisement nerveux ; contre la froideur affective ; stimule l'optimisme.

Benjoin

NOM :	*Styrax tonkinensis ; Styrax benzoin*
FAMILLE :	styracées
HABITAT :	Bornéo (Kalimantan, Indonésie), Java (Indonésie), Sumatra, Thaïlande
OBTENTION :	distillation à la vapeur d'eau ainsi qu'extraction à l'alcool à partir de la résine
FRAGRANCE/GOÛT :	sensuel, douceâtre, sirupeux, légèrement vanillé
NOTE :	base
ÉLÉMENT :	eau/terre
SIGNE :	Sagittaire
PLANÈTE :	Vénus

Action sur le corps : astringente, antiseptique, carminative, hémostatique, anti-inflammatoire, diurétique, spasmolytique, cicatrisante, anti-oxydante, vulnéraire ; neutralise les odeurs, soigne la peau, fortifie le cœur, stimule la circulation sanguine, dissout les mucosités.

- *Utilisation : en cas* d'arthrite, d'asthme, de bronchite, de troubles de l'irrigation sanguine, de rhume, d'eczéma, d'abcès, de goutte, d'infection des voies urinaires, de troubles de la pigmentation de la peau, de faiblesse cardiaque, d'irritation cutanée, de peau gercée et crevassée, d'enrouement, de toux, de laryngite, de coqueluche, de coliques, de croup, de blessures (purulentes).

Action sur le mental : relaxante, euphorisante, sensuelle ; léger antidépresseur ; harmonise.

- *Utilisation : en cas* de dépression, de surexcitation nerveuse, de tristesse ; confère un sentiment de chaleur et de protection, renforce les facultés intellectuelles, stimule l'entendement.

Bergamote

Nom :	*Citrus bergamia ; Citrus aurantium*
Famille :	rutacées
Habitat :	Afrique, Italie, Californie, Europe du Sud
Obtention :	pression à froid de l'écorce verte
Fragrance/goût :	fine odeur d'agrume, fruité
Note :	tête
Élément :	air

SIGNE : Gémeaux/Verseau
PLANÈTE : Mercure/Soleil

Action sur le corps : laxative, stimulante, antiseptique, carminative, fébrifuge, diurétique, spasmolytique, stomachique, antalgique, fortifiante, digestive, antivirale, vulnéraire, vermifuge ; la bergamote détoxique, neutralise les odeurs, active l'irrigation sanguine, soigne, renouvelle et tonifie la peau, tue les parasites, dissout les mucosités.

- *Utilisation : en cas* d'abcès, d'acné, d'inappétence, de cystite, de faiblesse de vessie, de parasites intestinaux, de fièvre, de calculs biliaires, d'infections grippales, de gorge enflammée, d'impuretés cutanées, d'herpès, de coliques, de gale, de varices, d'embarras gastro-intestinaux, de mauvaise haleine, d'amygdalite, de champignons vaginaux, de vergetures consécutives à la grossesse, de cellulite ; pour la guérison et le soin des blessures ; active la formation des enzymes digestives.

Action sur le mental : atténue les dépressions, remonte l'humeur, diminue le stress.

- *Utilisation : en cas* de dépression, contre les sautes d'humeur ; apporte la gaieté, stimule la concentration ; en cas de déséquilibre psychique, d'abattement, de problèmes de sommeil ; confère courage et confiance en soi, fortifie le potentiel intellectuel, active les « forces de lumière ».

Divers : pour se défendre contre les insectes.

Attention ! Ne pas utiliser pendant les bains de soleil. Des taches claires sur la peau et, éventuellement, des réactions cutanées légèrement allergiques seraient alors possibles.

Bigarade

(orange amère)

NOM :	*Citrus aurantium var. amara*
FAMILLE :	rutacées
HABITAT :	Bassin méditerranéen, Amérique du Nord et du Sud
OBTENTION :	pression à froid de l'écorce
FRAGRANCE/GOÛT :	sucré, floral, fruité
NOTE :	tête
ÉLÉMENT :	air
SIGNE :	Lion
PLANÈTE :	Soleil

Action sur le corps : antiseptique, bactéricide, carminative, anti-inflammatoire, cholérétique, cordiale, stomachique, fongicide, digestive ; abaisse la tension artérielle, détoxique, revitalise la peau.

- *Utilisation : en cas* de bronchite, de rhume, de cellulite, de crampes, de fièvre avec frissons, de troubles digestifs, de constipation, d'accumulation d'eau ; pour l'entretien de la peau, pour soutenir le cœur, pour activer la circulation.

Action sur le mental : favorise l'endormissement, harmonise, apporte sérénité et fiabilité.

- *Utilisation : en cas* de stress, de nervosité ; apporte joie de vivre, optimisme ; confère courage et confiance en soi.

Attention ! Ne pas utiliser pendant les bains de soleil. Peut provoquer des taches claires sur la peau.

Bigarade petit grain

NOM :	*Citrus aurantium var. amara ; Citrus bigaradia*
FAMILLE :	rutacées
HABITAT :	Amérique, Inde, nord-ouest de l'Afrique, Europe du Sud
OBTENTION :	distillation à la vapeur d'eau des feuilles et des rameaux, ainsi que des fruits verts
FRAGRANCE/GOÛT :	frais/floral, boisé/fumeux, légèrement acidulé
NOTE :	tête/cœur
ÉLÉMENT :	terre/feu/air
SIGNE :	Vierge
PLANÈTE :	Mercure

Action sur le corps : antiseptique, fortifiante, spasmolytique, stomachique, digestive ; neutralise les odeurs, revitalise la peau.

- *Utilisation : en cas* d'acné, de flatulences, de problèmes de peau, de migraine, de syndrome prémenstruel, de transpiration excessive, de troubles digestifs, de tensions.

Action sur le mental : atténue la dépression, fortifie la mémoire, inspire, facilite la concentration, fortifie les nerfs.

- *Utilisation : en cas* d'angoisses, d'épreuve morale, de dépression, d'épuisement nerveux, d'irritabilité, de difficultés de concentration, de soucis, de sautes d'humeur, de nervosité conditionnée par le stress, de surmenage intellectuel, d'insomnie, de tristesse ; stimule la joie et l'harmonie.

Attention ! Appliquer sur la peau avec précaution (même sous forme de crème) : sous l'effet du soleil, il peut se produire des irritations cutanées pouvant se cancériser.

Bois de rose

NOM :	*Aniba rosaeodora*
FAMILLE :	lauracées
HABITAT :	Amérique du Sud
OBTENTION :	distillation à la vapeur d'eau du bois broyé
FRAGRANCE/GOÛT :	chaud, puissant ; senteur de rose
NOTE :	base
ÉLÉMENT :	terre/eau
SIGNE :	Vierge
PLANÈTE :	Mercure

Action sur le corps : antibactérienne, antiseptique, spasmolytique, antalgique, fortifiante ; le bois de rose neutralise les odeurs, renouvelle les tissus, tue les microbes, stimule les cellules.

- *Utilisation : en cas* d'acné, de rhume, de rides, de fièvre, de toux, d'infections, de maux de tête, de cicatrices, de vergetures consécutives à la grossesse, de nausées, de blessures ; pour les soins de la peau, pour stimuler les forces de défense.

Action sur le mental : aphrodisiaque ; lutte contre la dépression, stimule l'imagination, favorise le sommeil.

- *Utilisation : en cas* d'angoisses, de dépression, de frigidité, de déséquilibre psychique, de tensions nerveuses, d'insécurité ; apporte la confiance en soi.

Bouleau blanc

NOM :	*Betula alba*
FAMILLE :	bétulacées
HABITAT :	Europe de l'Est, Inde, Amérique du Nord
OBTENTION :	carbonisation par distillation de l'écorce (goudron de bouleau) *ou* distillation à la vapeur d'eau des bourgeons de feuilles
FRAGRANCE/GOÛT :	fumeux, sucré, balsamique (selon la distillation)
NOTE :	base

ÉLÉMENT :	terre/eau
SIGNE :	Taureau
PLANÈTE :	Vénus

Action sur le corps : antirhumatismale, antiseptique, dépurative, anti-inflammatoire, fébrifuge, cholérétique, diurétique, sudorifique, fortifiante ; stimule la pousse des cheveux, régénère la peau.

- *Utilisation : en cas* d'arthrite, de douleurs vésicales, de troubles de l'irrigation sanguine, d'abcès, de goutte, de chute des cheveux, de troubles cutanés (chroniques), de douleurs musculaires, de durcissement musculaire, de douleurs rénales, d'œdèmes, de rhumatismes, de psoriasis, d'inflammation des gaines tendineuses, de dépôt de toxines, de cellulite ; pour rendre la peau lisse.

Action sur le mental : enracine, calme les nerfs, fortifie

- *Utilisation : en cas* d'angoisses, de manque d'entrain, de nervosité ; donne de la confiance en soi

Bucco [feuille de]

NOM :	*Agothosma betulina ; Borosma betulina*
FAMILLE :	rutacées
HABITAT :	Afrique du Sud
OBTENTION :	distillation des feuilles à la vapeur d'eau

FRAGRANCE/GOÛT :	herbeux, mentholé ; évoque le camphre
NOTE :	air
ÉLÉMENT :	tête
SIGNE :	Verseau
PLANÈTE :	Uranus

Action sur le corps : antiseptique, carminative, diurétique, insecticide, sudorifique, fortifiante.

- *Utilisation : en cas* d'inflammation des voies urinaires, de troubles fonctionnels des reins (stimulant), de troubles de la prostate.

Action sur le mental : aucune n'est connue.

- *Utilisation :* néant.

Divers : autrefois drogue vaudoue.

Attention ! Ne pas utiliser pendant la grossesse.

Cacao [extrait de]

NOM :	*Theobroma cacao*
FAMILLE :	sterculiacées
HABITAT :	Afrique, Sri Lanka, Java (Indonésie), Mexique, Amérique centrale et du Sud
OBTENTION :	extraction de la fève dégermée au moyen d'eau-de-vie
FRAGRANCE/GOÛT :	chaud ; évoque la vanille et le chocolat

NOTE :	base
ÉLÉMENT :	terre
SIGNE :	Verseau
PLANÈTE :	Uranus

Action sur le corps : apéritive.
- *Utilisation :* aucune n'est connue.

Action sur le mental : légèrement excitante (nerfs et cœur), équilibrante, tranquillisante, spasmolytique, euphorisante.
- *Utilisation :* « petit consolateur de l'âme ».

Cajeput

NOM :	*Melaleuca leucadendra ; Melaleuca cajeputi*
FAMILLE :	myrtacées
HABITAT :	Australie, Inde, Indonésie
OBTENTION :	distillation à la vapeur d'eau des feuilles et des rameaux
FRAGRANCE/GOÛT :	frais ; évoque l'eucalyptus
NOTE :	tête
ÉLÉMENT :	air
SIGNE :	Bélier
PLANÈTE :	Mars

Action sur le corps : antibactérienne, fortement antiseptique, carminative, fébrifuge, spasmolytique, germicide, microbicide, antalgique, antivirale, vermifuge ; stimule l'irrigation sanguine, dissout les mucosités.

- *Utilisation : en cas* d'acné, d'asthme, d'arthrite, de cystite, de bronchite, d'entérite, de diarrhée, de vomissements, de rhume, de goutte, de grippe, de chute des cheveux, de mal de gorge, d'inflammation des voies urinaires, de dermites, de piqûres d'insecte, de coryza, de laryngite, de maux de tête, de sécheresse de la muqueuse nasale, de sinusite, de névralgies, de crampes d'estomac, de douleurs musculaires, de névrodermites, de maux d'oreille, de rhumatismes, de rhume de cerveau, d'ascarides, de psoriasis, d'infections virales, de mal aux dents ; comme puissant antiseptique.

Action sur le mental : fortifiante, fortement stimulante.

- *Utilisation : en cas* d'apathie, d'épuisement psychique, de fatigue ; confère un sentiment de sécurité.

Divers : chasse la vermine et les insectes.

Camomille [petite]

NOM :	*Chamomilla matricaria*
FAMILLE :	astéracées ; composées
HABITAT :	Afrique, Asie, Europe, Amérique du Sud, États-Unis

OBTENTION :	distillation à la vapeur d'eau de la partie aérienne fleurie de la plante
FRAGRANCE/GOÛT :	moelleux, chaud, floral
NOTE :	cœur
ÉLÉMENT :	eau
SIGNE :	Vierge
PLANÈTE :	Mercure

Action sur le corps : antiseptique, bactéricide, carminative, anti-inflammatoire, fébrifuge, cholérétique, germicide, spasmolytique, hépatique, stomachique, emménagogue, cicatrisante, fongicide, antalgique, sudorifique, digestive, vulnéraire, vermifuge ; régénère les cellules et soigne la peau, dissout les mucosités.

- *Utilisation : en cas* d'abcès, d'allergies, d'asthme (également chez les enfants), de flatulences, de cystite, de choléra nostras, de bronchite, d'inflammations, de rhume, d'eczéma, d'engelures, de furoncles, de cholécystite, d'hémorroïdes, de peau sèche et enflammée, de chute des cheveux, de troubles menstruels (spasmodiques), de migraine, de sinusites, de névrite, de névralgies, d'urticaire, de maux d'oreille, de coups de soleil, de brûlures, de troubles de la ménopause, de maux de dents, de saignement des gencives ; pour la formation des globules blancs.

Action sur le mental : tranquillisante ; antidépresseur.

- *Utilisation : en cas* de troubles du sommeil, de sautes d'humeur pendant la grossesse ; dissout les blocages d'énergie.

Camomille « du Maroc »
(ormténie à fleurs mixtes)

NOM :	*Ormensis multicaulis ; Ormensis mixta*
FAMILLE :	astéracées ; composées
HABITAT :	Europe du Sud, Europe centrale et Europe occidentale
OBTENTION :	distillation à la vapeur d'eau de la partie aérienne fleurie de la plante
FRAGRANCE/GOÛT :	moelleux, chaud, floral
NOTE :	cœur
ÉLÉMENT :	eau
SIGNE :	Cancer
PLANÈTE :	Lune

Action sur le corps : antiseptique, bactéricide, carminative, fébrifuge, cholérétique, spasmolytique, hépatique, stomachique, emménagogue, cicatrisante, fongicide, antalgique, sudorifique, digestive, vulnéraire, vermifuge ; équilibre la tension artérielle.

- *Utilisation : en cas* d'abcès, d'acné, d'allergies, d'anémie, d'arthrite, d'asthme, d'éruptions, de troubles intestinaux, d'eczéma, d'inflammations, d'engelures, de furoncles, de jaunisse, de calculs urinaires, d'enrouement, de problèmes cardio-vasculaires, de rhume des foins, de toux, de piqûres d'insecte, de coliques, de maux de tête, d'embarras gastrique, de troubles menstruels, de migraine, de douleurs musculaires, de sinusites, de névralgies, de névrodermite, de maux d'oreille, de rhumatismes, de plaies par instruments tranchants, de coryza, de nausées, de brûlures, de troubles digestifs, d'entorse, de troubles de la ménopause, de blessures, de mal de dents et du percement des dents ; pour la formation des globules blancs et l'entretien des cheveux.

Action sur le mental : tranquillisante, relaxante ; réchauffe le moral.

- *Utilisation : en cas* de contrariétés, d'angoisses, de dépressions, d'hyperactivité chez les enfants, d'hystérie, de troubles du sommeil, de chocs, de stress, de mauvais rêves, d'instabilité psychique, d'agitation ; confère l'équilibre intérieur.

Camomille romaine

NOM :	*Chamaemelum nobilis ; Anthemis nobilis*
FAMILLE :	astéracées ; composées
HABITAT :	Europe du Sud, Europe centrale et Europe occidentale
OBTENTION :	distillation à la vapeur d'eau de la partie aérienne fleurie de la plante
FRAGRANCE/GOÛT :	moelleux, chaud, floral
NOTE :	cœur/tête
ÉLÉMENT :	eau

SIGNE : Cancer
PLANÈTE : Lune

Action sur le corps : antiseptique, bactéricide, carminative, fébrifuge, cholérétique, spasmolytique, hépatique, stomachique, emménagogue, cicatrisante, fongicide, antalgique, sudorifique, digestive, vulnéraire, vermifuge ; équilibre la tension artérielle.

- *Utilisation : en cas* d'abcès, d'acné, d'allergies, d'anémie, d'arthrite, d'asthme, de troubles intestinaux, d'eczéma, d'inflammations, d'engelures, de furoncles, de jaunisse, de calculs urinaires, d'éruptions cutanées, d'enrouement, de problèmes cardio-vasculaires, de rhume des foins, de toux, de piqûres d'insecte, de coliques, de maux de tête, d'embarras gastrique, de troubles menstruels, de migraine, de douleurs musculaires, de sinusites, de névralgies, de névrodermite, de maux d'oreille, de rhumatismes, de plaies par instruments tranchants, de coryza, de nausées, de brûlures, de troubles digestifs, d'entorse, de troubles de la ménopause, de blessures, de mal de dents et du percement des dents ; pour la formation des globules blancs ; pour l'entretien des cheveux.

Action sur le mental : tranquillisante, relaxante ; réchauffe le moral.

- *Utilisation : en cas* de contrariétés, d'angoisses, de dépressions, d'hyperactivité chez les enfants, d'hystérie, de troubles du sommeil, de chocs, de stress, de mauvais rêves, d'instabilité psychique, d'agitation ; confère l'équilibre intérieur.

Camphrier [bois de]

NOM :	*Cinnamomum camphora*
FAMILLE :	lauracées
HABITAT :	Floride, Taiwan, Mexique, Afrique de l'Est, Asie de l'Est
OBTENTION :	distillation du bois à la vapeur d'eau (voir CAMPHRIER [FEUILLE DE])
FRAGRANCE/GOÛT :	fort, épicé, piquant, stimulant
NOTE :	tête
ÉLÉMENT :	feu/air
SIGNE :	Bélier/Lion
PLANÈTE :	Mars/Pluton

Action sur le corps : stimulante, fortement antiseptique, bactéricide, désinfectante, anti-inflammatoire, diurétique, cordiale, antalgique, antivirale, vermifuge, vulnéraire ; élève la tension artérielle, stimule l'irrigation sanguine, dissout les mucosités.

- *Utilisation : en cas* d'acné, d'arthrite, d'asthme, de sensations d'oppression dans la cage thoracique, d'hypotension, de bronchite, de diarrhée, d'inflammation, de rhume, de fièvre, de grippe, d'insuffisance cardiaque, de toux, de maladies infectieuses, de tendance au collapsus, de crampes, de faiblesse circulatoire, de pneumonie, de comédons, de douleurs musculaires, de syncope menaçante, de pouls faible, de rhumatismes, de fièvre avec frissons, de contusions ; pour fortifier le cœur.

Action sur le mental : relaxante, euphorisante ; fortifie les nerfs.

- *Utilisation : en cas* de dépression conditionnée par des problèmes circulatoires, de froideur intérieure, de grande faiblesse ; stabilise le moral.

Divers : pour se défendre contre les insectes (contre les puces et les mites).

Attention ! Impropre à l'usage interne (ne pas ingérer). Ne pas utiliser pendant la grossesse, en cas d'hypertension, chez les enfants. Inapproprié pour les épileptiques. Ne pas utiliser pendant un traitement homéopathique. N'employer que du camphre blanc : le camphre brun et le camphre jaune sont toxiques et cancérigènes.

Camphrier [feuille de]

NOM :	*Cinnamomum camphora Sieb*
FAMILLE :	lauracées
Habitat :	Chine, Taiwan
OBTENTION :	distillation des feuilles à la vapeur d'eau
FRAGRANCE/GOÛT :	évoque agréablement la rose ; finement floral
NOTE :	base

ÉLÉMENT : terre
SIGNE : Vierge
PLANÈTE : Mercure

Action sur le corps : antibactérienne ; fortifie le tissus conjonctif.

- *Utilisation :* aucune n'est connue.

Action sur le mental : harmonise.

- *Utilisation :* pour tranquilliser, détendre.

Cananga

NOM : *Cananga odorata*
FAMILLE : anonacées ; magnoliacées
HABITAT : Java (Indonésie), Asie du Sud-Est
OBTENTION : distillation des fleurs à la vapeur d'eau
FRAGRANCE/GOÛT : âpre/sucré, parfum floral
NOTE : cœur
ÉLÉMENT : eau
SIGNE : Taureau, Scorpion
PLANÈTE : Vénus

Action sur le corps : antiseptique, spasmolytique ; abaisse la pression sanguine, renouvelle la peau.

- *Utilisation :* pour les soins de la peau, les piqûres d'insecte.

Action sur le mental : tranquillisante, érotisante ; atténue la dépression et fortifie les nerfs.

- *Utilisation : en cas* d'agressivité, d'angoisses, de dépression, de déceptions non assimilées, d'impuissance, d'abattement, d'insomnie ; adoucit les sentiments blessés, apporte l'harmonie et la capacité de donner de la tendresse.

Attention ! Non destiné à l'usage interne ; ne pas ingérer.

Cannelier de Chine

NOM :	*Cinnamomum cassia ; Cinnamomum aromaticum*
FAMILLE :	lauracées
HABITAT :	Chine
OBTENTION :	distillation à la vapeur d'eau des feuilles, des rameaux et de l'écorce
FRAGRANCE/GOÛT :	goût de cannelle ; chaud, épicé, piquant, boisé
NOTE :	cœur/ base
ÉLÉMENT :	feu/terre
SIGNE :	Cancer
PLANÈTE :	Lune

Action sur le corps : astringente, apéritive, carminative, hématogène (globules rouges), hémostatique, spasmolytique, microbicide ; neutralise les odeurs, stimule l'irrigation sanguine, empêche les vomissements, fortifie le système cardiovasculaire.

- *Utilisation : en cas* de flatulences, de rhumes, de diarrhée, de gale, d'infestation par les poux, d'infections gastro-intestinales, d'aménorrhée, de troubles menstruels, de tensions musculaires, de saignements de nez, d'affections des voies urinaires ; pour l'hématopoïèse.

Action sur le mental : relaxante, érotisante.

- *Utilisation :* contre la rigidité psychologique ; stimule la créativité, active l'imagination et les rêves, renforce le sentiment de sécurité, remédie à l'endurcissement de l'âme et aide en cas de conflits liés au passé ; apporte la chaleur intérieure et assure un refuge.

Divers : protège des rayonnements.

Attention ! Ne jamais utiliser pur ; n'utiliser que fortement dilué, car sinon une irritation de la peau peut survenir. Irrite fortement les muqueuses.

Cannelle de Ceylan

NOM :	*Cinnamomum ceylanicum*
FAMILLE :	lauracées
HABITAT :	Ghana, Inde, Philippines, Sri Lanka
OBTENTION :	distillation à la vapeur d'eau des feuilles ou de l'écorce
FRAGRANCE/GOÛT :	chaud, épicé, douceâtre
NOTE :	base

Élément : feu
Signe : Sagittaire (feuilles) ; Lion (écorce)
Planète : Jupiter (feuilles) ; Soleil (écorce)

Action sur le corps : astringente, fortement antiseptique, apéritive, carminative, hémostatique, cordiale, spasmolytique, rafraîchissante, stomachique, emménagogue, microbicide, fongicide, digestive, antivirale, vermifuge ; stimule la respiration et la circulation, active l'irrigation sanguine, inhibe le pourrissement, tue les parasites, stimule les contractions (obstétrique).

- *Utilisation : en cas* de dysenterie amibienne, de manque d'appétit, d'infections intestinales, de catarrhe du côlon, de troubles de l'irrigation sanguine, de diarrhée, de rhume, de grippe, de problèmes cardiaques, de maladies infectieuses, de piqûres d'insecte, de crampes, de gale, de faiblesse circulatoire, de poux, de troubles menstruels, de rhumatismes, de morsures de serpent, de fièvre avec frissons, de fièvre pernicieuse, de troubles digestifs, de verrues, de pertes blanches, de piqûres de guêpe, de douleurs veineuses, de pertes sanguines entre les règles ; pour activer l'accouchement, pour les soins dentaires.

Actions sur le mental : érotisante ; fortifie les nerfs, stabilise le mental, réchauffe.

- *Utilisation : en cas* d'angoisses, de solitude, d'épuisement nerveux, de frigidité, de froideur sentimentale, d'impuissance, d'états de faiblesse, d'instabilité, de crispations mentales ; apporte l'inspiration, confère la créativité.

Attention ! Doser faiblement. Ne pas utiliser pendant la grossesse. L'huile provenant des feuilles peut irriter faiblement la peau ; celle provenant de l'écorce, fortement.

Cardamome

NOM :	*Elettaria cardamomum*
FAMILLE :	zingibéracées
HABITAT :	Sri Lanka, Costa Rica, Java (Indonésie), sud de l'Asie
OBTENTION :	distillation des graines à la vapeur d'eau
FRAGRANCE/GOÛT :	vert, boisé, balsamique, puissant, sucré, épicé
NOTE :	cœur/base
ÉLÉMENT :	terre/feu
SIGNE :	Sagittaire
PLANÈTE :	Jupiter

Acton sur le corps : antiseptique, apéritive, bactéricide, carminative, désinfectante, insecticide, spasmolytique, stomachique, fongicide, digestive, antivirale ; neutralise les odeurs, draine l'eau, dissout les mucosités.

- *Utilisation : en cas* d'asthme, de vomissements, de rhume, de fièvre, de maux de gorge, d'infections des voies urinaires, de rétention urinaire, d'écorchures de la peau, d'herpès, de toux, de maladies infectieuses, de sciatique, de laryngite, de coliques, de maux de tête, de maladies pulmonaires, de mauvaise haleine, d'infections par les champignons, de pellicules et de squames, d'aigreurs, de varicelle, de blessures.

Action sur le mental : légèrement aphrodisiaque ; fortifie les nerfs.

- *Utilisation : en cas* de manque d'entrain, de surcharge nerveuse, d'épuisement psychique, de déséquilibre psychique, de faiblesse nerveuse, de stress ; apporte l'optimisme, la confiance en soi et la fiabilité ; stimule l'intelligence.

Divers : pour se défendre contre les insectes ; neutralise fortement les odeurs.

Carotte sauvage [graine de grande]

NOM :	*Daucus carota*
FAMILLE :	apiacées
HABITAT :	Europe, États-Unis, Asie centrale
OBTENTION :	distillation des graines à la vapeur d'eau
FRAGRANCE/GOÛT :	épicé, chaud, terreux, sylvestre, lourd
NOTE :	base
ÉLÉMENT :	terre
SIGNE :	Taureau
PLANÈTE :	Vénus

Action sur le corps : astringente, antiseptique, apéritive, carminative, hématogène, dépurative, spasmolytique, vasodilatatrice, diurétique, hépatique, emménagogue, revitalisante, fortifiante, digestive, vermifuge ; soigne la peau, détend les muscles, stimule le flux lymphatique, nettoie (intérieurement).

- *Utilisation : en cas* d'anémie, d'arthrite, de manque d'appétit, d'éruptions cutanées, de problèmes glandulaires, d'eczéma, de rides, de goutte, d'inflammations cutanées, de coliques, d'engorgement du foie, d'embarras gastrique, de troubles menstruels, d'œdèmes, de syndrome prémenstruel, de rhumatismes, de psoriasis.

Action sur le mental : tranquillisante.

- *Utilisation : en cas* de consomption, de stress ; renforce la conscience de soi, la stabilité intérieure.

Carvi

NOM :	*Carum carvi*
FAMILLE :	apiacées
HABITAT :	Argentine, Chili, Europe, Afrique du Nord, Amérique du Nord
OBTENTION :	distillation des graines à la vapeur d'eau
FRAGRANCE/GOÛT :	sucré, doux/épicé
NOTE :	base
ÉLÉMENT :	terre/feu

SIGNE : Bélier
PLANÈTE : Mars

Action sur le corps : astringente, stimulante, antiseptique, apéritive, carminative, diurétique, stomachique, emménagogue, microbicide, galactogène, fortifiante, digestive, vermifuge ; dissout les mucosités.

- *Utilisation : en cas* de manque d'appétit, de flatulences, de bronchite, de coliques, de rhumes, d'affections biliaires, de toux, de laryngite, de maux de tête, de maladies de foie, de crampes d'estomac, de troubles menstruels, de hoquet, de troubles digestifs, de sensation de réplétion.

Action sur le mental : tranquillisante ; fortifie les nerfs.

- *Utilisation : en cas* de perturbations de l'équilibre intérieur, de surmenage nerveux, d'instabilité, d'humeur dépressive.

Attention ! Peut provoquer de légères irritations cutanées.

Cédratier

NOM : *Citrus medica*
FAMILLE : rutacées
HABITAT : Salvador
OBTENTION: distillation à la vapeur d'eau des feuilles et des fruits
FRAGRANCE/GOÛT : exotique/frais, citronné, sucré, verdâtre, finement âpre

NOTE : tête
ÉLÉMENT : air
SIGNE : Gémeaux
PLANÈTE : Saturne

Action sur le corps : antirhumatismale, antiseptique, apéritive, bactéricide, carminative, désinfectante, fébrifuge, diurétique, stomachique, fortifiante, antivirale.

- *Utilisation : en cas* d'acné, d'anémie, d'arthrite, d'asthme, de faiblesse des tissus conjonctifs, d'hypertension, de bronchite, de troubles de l'irrigation sanguine, de rhume, de rides, de fièvre, de furoncles, de grippe, d'infection de la gorge, d'irritations cutanées, d'herpès, de callosités, d'infections, de piqûres d'insecte, de catarrhe, d'obésité, de varices, de douleurs hépatiques et biliaires, de troubles gastro-intestinaux, d'abcès de la muqueuse buccale, d'ongles cassants, de saignements de nez, de troubles fonctionnels du système neurovégétatif, de rhumatismes, de plaies par instruments tranchants, de scorbut, de troubles digestifs, de verrues, de cellulite ; pour les soins de la peau et les vergetures.

Action sur le mental : clarifiante, euphorisante, rafraîchissante, légèrement érotisante, inspirante ; atténue la dépression, fournit de l'énergie.

- *Utilisation : en cas* de manque d'entrain, de dépression, de manque de gaieté, de fatigue, de dépression hivernale ; apporte la joie au travail, favorise la créativité et l'imagination.

Attention ! Peut provoquer des taches claires sur la peau.

Cèdre

NOM :	*Cedrus atlantica* (cèdre de l'Atlantique) *Cedrus libani* (cèdre du Liban)
FAMILLE :	pinacées
HABITAT :	montagnes de l'Atlas, Algérie, Maroc, Amérique du Nord et Amérique centrale
OBTENTION :	distillation à la vapeur d'eau des copeaux de bois et de la sciure
FRAGRANCE/GOÛT :	chaud, boisé, épicé
NOTE :	base
ÉLÉMENT :	terre
SIGNE :	Vierge
PLANÈTE :	Mercure

Action sur le corps : fortement antiseptique, reconstituante, désinfectante, diurétique, fongicide, fortifiante ; stimule l'irrigation sanguine, assure les soins de la peau, réchauffe, dissout les mucosités.

- *Utilisation : en cas* d'acné, de cystite, de douleurs vésicales, de bronchite, de dépression, d'eczéma, d'abcès, de blennorragie, de chute des cheveux, d'affection des voies urinaires, d'éruption cutanée, d'herpès, de piqûres d'insecte, de faiblesse du système immunitaire, de pyélite, d'infection par les champignons, de coryza, de pellicules et squames, de psoriasis, de prurit, de pertes blanches.

Action sur le mental : aphrodisiaque, tranquillisante ; antidépresseur ; atténue les angoisses et l'agressivité, calme les nerfs, harmonise l'âme, fortifie la confiante en soi, console.

- *Utilisation :* apporte l'espoir et la fiabilité, confère le courage.

Divers : pour se défendre contre les insectes, y compris les mites et les vers du bois (ajouter quelques gouttes dans le vernis du meuble).

Attention ! Ne pas utiliser pendant la grossesse. Ne pas ingérer. Peut irriter le système nerveux central. Ne convient pas aux épileptiques. Ne pas utiliser chez les enfants.

Céleri

NOM :	*Apium graveolens*
FAMILLE :	apiacées ; ombellifères
HABITAT :	Afrique, Inde, Europe du Sud
OBTENTION :	distillation des graines à la vapeur d'eau
FRAGRANCE/GOÛT :	chaud et épicé ; sucré
NOTE :	cœur/tête

ÉLÉMENT : eau
SIGNE : Poissons
PLANÈTE : Neptune

Action sur le corps : antiseptique, apéritive, carminative, dépurative, cholérétique, diurétique, spasmolytique, hépatique, stomachique, emménagogue, galactogène, anti-oxydante, digestive ; le céleri détoxique.

- *Utilisation :* en cas d'arthrite, de flatulences, de cystite, de problèmes glandulaires, de jaunisse, de goutte, de dépôts de toxines dans le sang, de sciatique, d'engorgements du foie, d'embarras gastrique, de douleurs menstruelles, de galactorrhée, de néphrite, de douleurs rhumatismales.

Action sur le mental : érotisante, inspirante ; favorise la concentration, fortifie les nerfs ; antidépresseur.

- *Utilisation : en cas* de manque d'entrain, de dépression, de manque de concentration, de mélancolie, de fatigue, d'instabilité.

Chénopode

NOM : *Chenopodium ambrosioides*
FAMILLE : chénopodiacées
HABITAT : Inde, Hongrie, Amérique du Nord et du Sud, Russie
OBTENTION : distillation à la vapeur d'eau de la plante entière, avec fruits et graines

FRAGRANCE/GOÛT : douceâtre/boisé, lourd ; évoque le camphre
NOTE : cœur
ÉLÉMENT : terre
SIGNE : Vierge
PLANÈTE : Mars

Action sur le corps : antirhumatismale, spasmolytique, vermifuge ; abaisse la tension artérielle, dissout les mucosités.

- *Utilisation :* néant.

Action sur le mental : aucune n'est connue.

- *Utilisation :* néant.

Attention ! Très toxique. N'utiliser ni en usage interne ni en usage externe.

Cinnamome

NOM : *Cinnamomum kanahirai Hayata*
FAMILLE : lauracées
HABITAT : Bornéo (Kalimantan, Indonésie), Sumatra, Taiwan
OBTENTION : distillation des feuilles à la vapeur d'eau
FRAGRANCE/GOÛT : évoque le muguet
NOTE : cœur
ÉLÉMENT : terre

SIGNE :	Cancer
PLANÈTE :	Lune

Action sur le corps : antiseptique, cordiale ; active l'irrigation sanguine et nettoie les voies respiratoires.

- *Utilisation : en cas* d'affection des voies respiratoires, de troubles circulatoires.

Action sur le mental : antidépresseur.

- *Utilisation : en cas* de faiblesse nerveuse ; contre les états d'angoisse et l'abattement.

Ciste ladanifère
(labdanum)

NOM :	*Cistus ladaniferus*
FAMILLE :	cistacées
HABITAT :	Bassin méditerranéen, Portugal
OBTENTION :	distillation à la vapeur d'eau des feuilles et des rameaux
FRAGRANCE/GOÛT :	plein, chaud, sensuel, fruité, ambré
NOTE :	base
ÉLÉMENT :	terre/feu
SIGNE :	Scorpion
PLANÈTE :	Mars

Action sur le corps : antiseptique, spasmolytique, anti-inflammatoire, antivirale ; draine la lymphe, soulage la toux d'irritation.

- *Utilisation : en cas* d'acné, d'affections des voies respiratoires, de cystite, d'hématomes, de troubles de l'irrigation sanguine, d'eczéma, de rhume, d'abcès, d'affections cutanées chroniques, de fluctuations hormonales, de toux, d'adénopathie, de maladie de Crohn, de psoriasis, de blessures purulentes ; pour stimuler la circulation lymphatique.

Action sur le mental : encourageante, équilibrante, psychiquement relaxante, érotisante ; antidépresseur.

- *Utilisation : en cas* de dépression, de frigidité, d'impuissance, de mauvaise humeur, d'états de choc psychiques ; aide en période de deuil, dissout les blocages.

Divers : bonne huile de méditation.

Attention ! Ne pas ingérer pendant la grossesse.

Citron

NOM :	*Citrus limonum*
FAMILLE :	rutacées
HABITAT :	Asie, Inde, Amérique centrale et Amérique du Sud, Bassin méditerranéen
OBTENTION :	pression à froid de l'écorce du fruit
FRAGRANCE/GOÛT :	léger, frais, citronné
NOTE :	tête
ÉLÉMENT :	air
SIGNE :	Gémeaux
PLANÈTE :	Mercure

Action sur le corps : astringente, antiseptique, bactéricide, carminative, dépurative, hémostatique, fébrifuge, diurétique, insecticide, spasmolytique, microbicide, cicatrisante, sudorifique, fortifiante, vermifuge ; abaisse la tension artérielle, active l'irrigation sanguine, détoxique.

- *Utilisation : en cas* d'acné, d'anémie, d'arthrite, d'asthme, de faiblesse des tissus conjonctifs, d'hypertension artérielle, de bronchite, de troubles de l'irrigation sanguine, de rhume, de rides, de fièvre, de troubles fonctionnels du système neurovégétatif, de furoncles, de douleurs biliaires et hépatiques, d'infections de la gorge, de grippe, d'irritations cutanées, d'herpès, de prolifération de la cornée, d'infections, de piqûres d'insecte, de catarrhe, d'obésité, de varices, de problèmes gastro-intestinaux, d'abcès de la muqueuse buccale, d'ongles cassants, de saignements de nez, de rhumatismes, de plaies par instruments tranchants, de sclérose, de scorbut, de troubles digestifs, de verrues, de cellulite ; pour la formation des globules blancs, les soins de la peau, les vergetures.

Action sur le mental : euphorisante, rafraîchissante, légèrement érotisante, inspirante ; apporte de l'énergie, éclaircit l'humeur.

- *Utilisation : en cas* de manque d'entrain, de répugnance au travail, de dépression, de manque de gaieté, de fatigue ; stimule la créativité, l'imagination.

Divers : déodorant.

Attention ! Peut provoquer des taches claires sur la peau.

Citronnelle (de Ceylan)

NOM :	*Cymbopogon nardus*
FAMILLE :	poacées ; graminacées
HABITAT :	Népal, Sri Lanka
OBTENTION :	distillation de l'herbe à la vapeur d'eau
FRAGRANCE/GOÛT :	frais, âpre, citronné, balsamique, acidulé
NOTE :	tête
ÉLÉMENT :	air
SIGNE :	Gémeaux
PLANÈTE :	Mercure

Action sur le corps : antiseptique, désinfectante, anti-inflammatoire, fébrifuge, spasmolytique, stomachique, antivirale, vermifuge ; neutralise les odeurs, inhibe la transpiration.

- *Utilisation : en cas* de parasites intestinaux, de rhume, de fièvre, de mycose des pieds, de grippe, de peau fatiguée et stressée, de migraine, de tensions musculaires, de catarrhe des sinus, de coryza, de transpiration des pieds ; pour désinfecter.

Action sur le mental : antidépresseur ; apporte l'inspiration.

- *Utilisation :* dans les états d'épuisement ; en cas de frustrations, de manque de mémoire, de fatigue ; pour lutter contre la rigidité mentale ; fortifie la concentration, stimule la créativité.

Divers : pour se défendre contre les insectes.

Attention ! Irrite légèrement la peau ; peut provoquer des taches claires sur la peau en cas d'irradiation solaire.

Clémentine

NOM :	*Citrus clementina ; Citrus deliciosa*
FAMILLE :	rutacées
HABITAT :	Italie
OBTENTION :	pression à froid de l'écorce
FRAGRANCE/GOÛT :	chaud, sucré, pétillant
NOTE :	tête
ÉLÉMENT :	air
SIGNE :	Balance
PLANÈTE :	Vénus

Action sur le corps : relaxante.

- Utilisation : en cas de migraine, de tensions musculaires.

Action sur le mental : euphorisante, inspirante ; reconstituant psychique.

- *Utilisation : en cas* d'agressivité, de mélancolie, de tristesse, de tensions, de sentiments d'angoisse chez les enfants ; tranquillise les colériques.

Copaïer

(baume de Copaïba)

NOM :	*Copaifera officinalis*
FAMILLE :	fabacées ; légumineuses ; papilionacées
HABITAT :	Amérique centrale et Amérique du Sud
Obtention :	distillation de la résine à la vapeur d'eau
FRAGRANCE/GOÛT :	finement épicé, balsamique
NOTE :	base
ÉLÉMENT :	air
SIGNE :	Vierge
PLANÈTE :	Mercure

Action sur le corps : bactéricide, désinfectante, anti-inflammatoire, diurétique, fortifiante, revitalisante ; dissout les mucosités.

- *Utilisation : en cas* de cystite, de bronchite, d'infections intestinales, de rhume, d'hémorroïdes, de toux, de fièvre avec frissons.

Action sur le mental : stimulante.

- *Utilisation : en cas* de perplexité, de problèmes de sommeil, d'humeur excitée ; calme le système nerveux, apporte une aide contre la nervosité, fortifie le psychisme.

Attention ! À trop forte dose, provoque vomissements et diarrhées.

Coriandre douce

NOM :	*Coriandrum sativum*
FAMILLE :	apiacées ; ombellifères
HABITAT :	Afrique du Nord, Amérique du Sud, sud de l'Europe, Russie
OBTENTION :	distillation du fruit à la vapeur d'eau
FRAGRANCE/GOÛT :	rafraîchissant, épicé, chaud, clarifiant, stimulant, floral
NOTE :	base/cœur
ÉLÉMENT :	terre/feu
SIGNE :	Taureau/Bélier
PLANÈTE :	Mars/Pluton

Action sur le corps : apéritive, antirhumatismale, bactéricide, carminative, dépurative, spasmolytique, stomachique, anti-oxydante, fongicide, antalgique, digestive, revitalisante ; détoxique, réchauffe, tue les larves.

- *Utilisation : en cas* d'arthrite, de manque d'appétit, de flatulences, de troubles de l'irrigation sanguine, de diarrhée, de rhume, de douleurs articulatoires, de goutte, de grippe, de zona, d'hémorroïdes, de coliques, de maux de tête, de crampes, de spasmes gastro-intestinaux, de faiblesse d'estomac, de rougeole, de migraine, de douleurs musculaires, de néphrite, de rhumatismes, de nausées, de troubles digestifs ; pour stimuler le pancréas.

Action sur le mental : stimulante, aphrodisiaque, érotisante ; soutient la mémoire.

- *Utilisation : en cas* d'agressivité, de manque d'entrain, d'épuisement nerveux, de frigidité, d'impuissance, de déséquilibre psychique, de fatigue ; après les états de choc et de faiblesse ; renforce la sincérité, la capacité cognitive, la créativité.

Divers : bonne huile pour la méditation.

Attention ! Ne pas utiliser pendant la grossesse. Peut avoir à haute dose des effets stupéfiants et provoquer l'irritation des reins.

Costus [racine de]

NOM :	*Saussurea costus ; Saussurea lappa*
FAMILLE :	astéracées ; composées
HABITAT :	Inde, Pakistan
OBTENTION :	distillation de la racine à la vapeur d'eau
FRAGRANCE/GOÛT :	moelleux, boisé, moisi
NOTE :	base
ÉLÉMENT :	terre
SIGNE :	Taureau
PLANÈTE :	Vénus

Action sur le corps : antiseptique, bactéricide, carminative, fébrifuge, fortement antitussive, spasmolytique, stomachique, fortifiante, digestive, antivirale ; abaisse la tension artérielle, dissout les mucosités.

- *Utilisation : en cas* d'asthme, d'affections des voies respiratoires, de flatulences, de bronchite, de choléra, de crampes, de toux spasmodique, d'embarras gastrique, de maux de tête consécutifs au stress, de typhoïde, de troubles digestifs.

Action sur le mental : harmonise et revitalise.

- *Utilisation : en cas* d'instabilité psychique, d'insomnie, d'états de faiblesse nerveuse, de tension nerveuse.

Divers : pour se défendre contre les insectes.

Attention ! Peut, chez quelques personnes, provoquer de fortes allergies.

Cumin

NOM :	*Cuminum cyminum*
FAMILLE :	apiacées ; ombellifères
HABITAT :	Asie, Europe, Sibérie
OBTENTION :	distillation des graines à la vapeur d'eau
FRAGRANCE/GOÛT :	épicé, chaud
NOTE :	base
ÉLÉMENT :	terre/feu
SIGNE :	Bélier
PLANÈTE :	Mars

Action sur le corps : stimulante, antiseptique, apéritive, bactéricide, carminative, dépurative, diurétique, spasmolytique, stomachique, emménagogue, galactogène, anti-oxydante, fortifiante, digestive, vermifuge ; détoxique, stimule l'irrigation sanguine, tue les larves.

- *Utilisation : en cas* de flatulences, de spasmes intestinaux, de troubles de l'irrigation sanguine, de diarrhée, de coliques biliaires (très bon), de problèmes articulaires (accumulations de liquide et de toxines), de fibrillation ventriculaire, de faiblesse cardiaque, de coliques, de maux de tête, de crampes, de problèmes circulatoires, d'affections hépatiques, d'embarras gastrique, de crampes d'estomac, de troubles menstruels, de migraine, de douleurs rhumatismales, de vertiges, de troubles digestifs, de maux de dents, de cellulite.

Action sur le mental : érotisante ; fortifie les nerfs.

- *Utilisation : en cas* d'épuisement nerveux ; renforce l'affirmation de soi ; contre l'instabilité.

Attention ! Ne pas utiliser pendant la grossesse.

Curcuma

NOM :	*Curcuma longa*
FAMILLE :	zingibéracées
HABITAT :	Chine, Inde, Indonésie, Jamaïque
OBTENTION :	distillation du rhizome à la vapeur d'eau

FRAGRANCE/GOÛT :	épicé, boisé, frais
NOTE :	base
ÉLÉMENT :	terre
SIGNE :	Vierge
PLANÈTE :	Mercure

Action sur le corps : laxative, stimulante, bactéricide, anti-inflammatoire, cholérétique, diurétique, insecticide, anti-oxydante, antalgique, digestive ; abaisse la tension artérielle, stimule l'irrigation sanguine.

- *Utilisation : en cas* de manque d'appétit, d'arthrite, de champignons filiformes (moisissures), d'engorgement du foie, de douleurs musculaires, de rhumatismes, de problèmes digestifs, de maux de dents.

Action sur le mental : aucune connue.

- *Utilisation* : néant.

Attention ! Légèrement toxique. A une action irritante à forte concentration. Peut provoquer de légères réactions allergiques.

Cyprès

NOM :	*Cupressus sempervirens*
FAMILLE :	cupressacées
HABITAT :	Europe, Bassin méditerranéen
OBTENTION :	distillation à la vapeur d'eau des aiguilles et des extrémités de rameaux

FRAGRANCE/GOÛT :	fumeux, sucré, balsamique
NOTE :	base
ÉLÉMENT :	terre
SIGNE :	Capricorne
PLANÈTE :	Saturne

Action sur le corps : astringente, antiseptique, hémostatique, diurétique, spasmolytique, hépatique, sudorifique, fortifiante ; neutralise les odeurs, nettoie les vaisseaux.

- *Utilisation : en cas* d'asthme, de bronchite, de troubles de l'irrigation sanguine, de kystes ovariens, de grippe, d'hémorroïdes, de toux, de varices, de coqueluche, de troubles menstruels, de crampes musculaires, d'œdèmes, de syndrome prémenstruel, de rhumatismes, de transpiration trop abondante, de douleurs veineuses, de suppuration des gencives, de cellulite.

Action sur le mental : tranquillisante ; fortifie les nerfs.

- *Utilisation : en cas* d'angoisses, d'indécision, de tensions nerveuses, d'irrésolution, de pusillanimité, de doutes ; confère force de décision et clarté.

Attention ! Ne convient pas aux épileptiques. Ne pas utiliser pendant la grossesse.

Davana

NOM :	*Artemisia pallens*
FAMILLE :	astéracées ; composées
HABITAT :	Inde
OBTENTION :	distillation à la vapeur d'eau de la partie aérienne de la plante
FRAGRANCE/GOÛT :	herbeux, chaud
NOTE :	base
ÉLÉMENT :	terre
SIGNE :	Sagittaire
PLANÈTE :	Jupiter

Action sur le corps : aucune n'est connue.

- *Utilisation :* néant.

Action sur le mental : relaxante.

- *Utilisation :* calme le système nerveux végétatif *

* Système nerveux végétatif : système nerveux des organes internes ; le cœur ou la digestion, par exemple, fonctionnent de façon autonome, même quand l'autre système nerveux est déconnecté, comme dans le cas de paralysie par sectionnement de la moelle épinière.

Elémi

NOM :	*Canarium luzonicum*
FAMILLE :	burséracées
HABITAT :	Afrique, Australie, Moluques et est de Java (Indonésie), Soudan
OBTENTION :	distillation de la résine à la vapeur d'eau
FRAGRANCE/GOÛT :	aromatique, piquant/balsamique, résineux, épicé, légèrement citronné
NOTE :	base
ÉLÉMENT :	air
SIGNE :	Vierge
PLANÈTE :	Vénus

Action sur le corps : antiseptique, stomachique, cicatrisante, équilibrante, fortifiante, vulnéraire; dissout les mucosités.

- *Utilisation : en cas* de bronchite, d'inflammations, d'abcès, de peau vieillissante, de toux sèche, de catarrhe, de fracture osseuse (traitement de consolidation), de suppurations, de blessures infectées ; pour les soins de la peau.

Action sur le mental : inspirante ; antidépresseur.

- *Utilisation : en cas* de surcharge psychique, d'épuisement nerveux, de consomption, de nervosité, de stress ; approprié aux voyages sous effet de transe.

Divers : a été utilisé dans l'ancienne Égypte comme support de parfums pour l'embaumement ; bonne huile de méditation.

Épicéa [aiguille d']

NOM :	*Piceae abies*
FAMILLE :	pinacées
HABITAT :	Asie, Amérique du Nord, Europe centrale et Europe du Nord, Sibérie
OBTENTION :	distillation à la vapeur d'eau des aiguilles et des extrémités de rameau
FRAGRANCE/GOÛT :	épicé, frais, sylvestre, légèrement moisi
NOTE :	tête/cœur
ÉLÉMENT :	terre
SIGNE :	Vierge
PLANÈTE :	Mercure

Action sur le corps : astringente, antiseptique, désinfectante, fortifiante, anti-inflammatoire, diurétique, microbicide, sudorifique ; fortifie les défenses, approfondit la respiration, stimule l'irrigation sanguine et le système de défense, apaise la toux d'irritation, nettoie, dissout les mucosités.

- *Utilisation : en cas* d'asthme, de faiblesse respiratoire, de bronchite, de troubles de l'irrigation sanguine, de rhume, de goutte, de grippe, de toux, d'infections, de coqueluche, de souffle court, de douleurs musculaires, de névralgies, de troubles de la prostate, de rhumatismes, de sinusites, de tuberculose (traitement ultérieur par inhalations) ; pour détoxiquer la peau, fortifier le système immunitaire, stimuler les corticosurrénales.

Action sur le mental : euphorisante, revitalisante ; harmonise, favorise la concentration.

- *Utilisation : en cas* d'angoisses, d'asthme psychosomatique, de dépressions, de difficultés de concentration, de nervosité ; stabilise l'équilibre intérieur.

Divers : très bonne huile pour la méditation, le yoga et le training autogène.

Estragon

NOM :	*Artemisia dracunculus*
FAMILLE :	astéracées ; composées
HABITAT :	Allemagne, France, Italie, Russie
OBTENTION :	distillation à la vapeur d'eau de la partie aérienne de la plante
FRAGRANCE/GOÛT :	aromatique, frais, épicé, âpre
NOTE :	tête
ÉLÉMENT :	feu
SIGNE :	Scorpion
PLANÈTE :	Mars/Pluton

Action sur le corps : antiseptique, apéritive, bactéricide, carminative, diurétique, cordiale, spasmolytique, stomachique, emménagogue, digestive, antivirale, vermifuge ; fortifie les défenses, stimule l'irrigation sanguine.

- *Utilisation : en cas* d'allergies, de manque d'appétit, d'asthme, de flatulences, de spasmes intestinaux, de parasites intestinaux, de colite, de grippe, de troubles cardiaques, de rhume des foins, de cancer, d'embarras gastrique d'origine nerveuse, de crampes d'estomac, de troubles menstruels, de syndrome prémenstruel, de rhumatismes, de morsures de serpent, de hoquet, de maux de dents ; favorise la mobilité des articulations ; pour neutraliser les toxines, fortifier le système immunitaire.

Action sur le mental : somnifère, stimulante ; dissout les angoisses.

- *Utilisation : en cas* de nervosité, de faiblesse psychique, d'insomnie ; confère courage et force, agit de façon équilibrante sur le système nerveux végétatif.

Attention ! Ne pas utiliser pendant la grossesse. Légèrement toxique ; n'utiliser que de façon mesurée.

Eucalyptus

NOM :	*Eucalyptus globulus*
FAMILLE :	myrtacées
HABITAT :	Australie, Bassin méditerranéen
OBTENTION :	distillation des feuilles à la vapeur d'eau
FRAGRANCE/GOÛT :	frais, intense, piquant, amer
NOTE :	tête
ÉLÉMENT :	air/feu
SIGNE :	Bélier/Verseau
PLANÈTE :	Mars/Uranus

Action sur le corps : antirhumatismale, antiseptique, dépurative, fébrifuge, diurétique, spasmolytique, cicatrisante, antalgique, antivirale, vulnéraire, vermifuge ; abaisse le sucre sanguin, neutralise les odeurs, stimule l'irrigation sanguine, désengorge, régénère la peau, stimule l'activité du cœur, tue les parasites, dissout les mucosités.

- *Utilisation : en cas* d'arthrite, d'asthme, de cystite, de bronchite, de choléra, de diabète, de troubles de l'irrigation sanguine, de diarrhée, de rhume, de fièvre, de calculs biliaires, d'abcès, de grippe, d'infections de la gorge et de la bouche, d'herpès, de toux, de maladies infectieuses, de piqûres d'insecte, de sciatique, de catarrhe, de maux de tête, de paludisme, de rougeole, de douleurs musculaires, de sinusite, de névrite, de néphrite, de rhumatismes, de scarlatine, de tuberculose, de typhoïde, de brûlures, d'entorses, de pertes blanches, de varicelle ; pour activer la diurèse, pour la désinfection et la guérison des blessures.

Action sur le mental : stimulante, rafraîchissante ; harmonise, favorise la concentration et la pensée logique.

- *Utilisation : en cas* de répugnance au travail, de surexcitation, de paresse, d'immobilisme, de tristesse ; apporte l'harmonie et la sérénité, confère un sentiment de vastitude.

Divers : très bon moyen pour se défendre des insectes, chasse la vermine de la cuisine et de la cave.

Attention ! Non toxique en usage externe, mais toxique en usage interne. Ne pas utiliser pendant un traitement homéopathique. Inapproprié pour les petits enfants au-dessous de trois ans. Peut provoquer de légères réactions en cas de peau sensible.

Eucalyptus citronné

NOM :	*Eucalyptus citriodora*
FAMILLE :	myrtacées
HABITAT :	Australie, Brésil, Chine, Madagascar
OBTENTION :	distillation à la vapeur d'eau des feuilles et des rameaux
FRAGRANCE/GOÛT :	frais ; odeur et goût d'eucalyptus

NOTE : tête
ÉLÉMENT : air
SIGNE : Verseau
PLANÈTE : Uranus

Action sur le corps : antiseptique, bactéricide, désinfectante, fébrifuge, insecticide, spasmolytique (toux), fongicide, antivirale ; dilate les bronches, neutralise les odeurs, dissout les mucosités.

- *Utilisation : en cas* d'acné, d'asthme, de rhume, de fièvre, de maux de gorge, d'herpès, de maladies infectieuses, de laryngite, de coqueluche, de sinusites suppurantes, de néphrite, de douleurs musculaires, d'infections par les champignons, de pellicules et de squames, de varicelle, de blessures.

Action sur le mental : stimulante, rafraîchissante ; harmonise et favorise la concentration.

- *Utilisation : en cas* de répugnance au travail, de surexcitation, de tristesse, de paresse, d'immobilisme ; soutient dans les travaux intellectuels, apporte l'harmonie et la sérénité.

Divers : très bon moyen pour se défendre contre les insectes ; chasse la vermine, particulièrement les cafards de cuisine et les lépismes.

Attention ! Non toxique en usage externe, mais toxique en usage interne. Ne pas utiliser pendant un traitement homéopathique. Non approprié pour les petits enfants au-dessous de trois ans. Peut provoquer de légères irritations sur les peaux sensibles.

Fenouil doux

NOM :	*Foeniculum vulgare*
FAMILLE :	apiacées ; ombellifères
HABITAT :	Asie, Amérique du Nord et du Sud, sud de l'Europe
OBTENTION :	distillation des graines à la vapeur d'eau
FRAGRANCE/GOÛT :	agréablement sucré ; évoque l'anis
NOTE :	cœur/tête
ÉLÉMENT :	terre/feu
SIGNE :	Taureau
PLANÈTE :	Vénus

Action sur le corps : laxative, antiseptique, apéritive, bactéricide, carminative, dépurative, anti-inflammatoire, diurétique, spasmolytique, stomachique, emménagogue, microbicide, galactogène, fortifiante, vermifuge ; tonifie la peau, modère la faim, stimule la circulation, stimule la rate, régénère, dissout les mucosités.

- *Utilisation : en cas* de manque d'appétit, de faiblesse oculaire, d'asthme, de spasmes intestinaux, de flatulences, d'envie de vomir, de bronchite, d'hématomes, de diarrhée, de troubles de la nutrition chez le nourrisson, de rhume, de goutte, d'infection des voies urinaires, de peau fatiguée et stressée, de toux, de coqueluche, de coliques, d'obésité, de troubles fonctionnels du foie et de la vésicule biliaire, de régression osseuse, de troubles menstruels, de calculs rénaux, d'œdèmes, de syndrome prémenstruel, de rhumatismes, de hoquet, de nausées, de stase urinaire, de troubles digestifs, de constipation, de troubles de la ménopause, de suppuration des gencives, de cellulite ; pour approfondir la respiration, tonifier les seins, rendre les seins plus gros chez la femme (par frictions), fortifier la vésicule biliaire, le foie et la rate et éliminer les stases au niveau de ces organes, renforcer l'acuité visuelle ; pour activer la production de lait.

Action sur le mental : calme les nerfs.

- *Utilisation : en cas* d'angoisse, de nervosité, d'instabilité psychique, de pleurnicheries ; comme tonique nerveux (très bon) ; confère courage et fiabilité, fournit chaleur et intimité.

Divers : détoxique après forte consommation d'alcool et de tabac.

Attention ! Provoque la somnolence à haute dose. Ne convient ni aux femmes enceintes ni aux épileptiques (peut déclencher une crise chez ces derniers).

Essence de foin

NOM :	foin des prairies de montagne
HABITAT :	Europe
OBTENTION :	co-distillation avec d'autres substances porteuses

FRAGRANCE/GOÛT :	fin, herbeux, odeur de prairie et de foin
NOTE :	cœur/tête
ÉLÉMENT :	air
SIGNE :	Balance
PLANÈTE :	Mercure

Action sur le corps : aucune n'est connue.
- *Utilisation :* aucune n'est connue.

Action sur le mental : stimulante, équilibrante.
- *Utilisation :* contre les dépressions hivernales.

Divers : pour purifier l'air.

Frangipanier

NOM :	*Plumeria acutifolia Poir*
FAMILLE :	apocynacées
HABITAT :	Inde
OBTENTION :	extraction des fleurs à l'hexane
FRAGRANCE/GOÛT :	exotique, sucré/floral, tropical
NOTE :	cœur
ÉLÉMENT :	eau
SIGNE :	Cancer
PLANÈTE :	Lune

Action sur le corps : aucune n'est connue.
- *Utilisation :* néant.

Action sur le mental : équilibrante, inspirante, sensuelle, euphorisante.

- *Utilisation : en cas* de crispation mentale ; confère optimisme ; contre la mélancolie.

Attention ! Non à usage interne : ne pas ingérer.

Gaïac [bois de]

NOM :	*Bulnesia sarmienti ; Guaiacum officinalis*
FAMILLE :	zygophyllacées
HABITAT :	Argentine, Caraïbes, Amérique du Sud
OBTENTION :	distillation à la vapeur d'eau de la résine et du bois (également de la sciure)
FRAGRANCE/GOÛT :	évoque la rose thé ; légèrement rance
NOTE :	base
ÉLÉMENT :	feu
SIGNE :	Vierge
PLANÈTE :	Mercure

Action sur le corps : laxative, antirhumatismale, antiseptique, expectorante, désinfectante, anti-inflammatoire, fébrifuge, diurétique, anti-oxydante, sudorifique ; dissout les mucosités.

- *Utilisation : en cas* d'arthrite, de bronchite, de goutte, de maladies vénériennes, de grippe, de toux, de polyarthrite chronique primaire*.

Action sur le mental : aucune n'est connue.

- *Utilisation* : néant.

Galbanum

NOM :	*Ferula galbaniflua*
FAMILLE :	apiacées ; ombellifères
HABITAT :	Afghanistan, Irak, Iran, Syrie, Turquie
OBTENTION :	distillation à la vapeur d'eau de la résine des racines
FRAGRANCE/GOÛT :	épicé, vert, sylvestre, balsamique, léger, poivré
NOTE :	base
ÉLÉMENT :	terre/feu
SIGNE :	Scorpion
PLANÈTE :	Mars/Pluton

Action sur le corps : antiseptique, carminative, anti-inflammatoire, diurétique, spasmolytique, emménagogue, microbicide, cicatrisante, antalgique,

* Polyarthrite : affection articulaire rhumatismale chronique, évoluant par poussées.

fortifiante, digestive ; abaisse la tension artérielle, tonifie la peau, dissout les mucosités.

- *Utilisation : en cas* d'abcès, d'acné, d'asthme, de flatulences, de bronchite, de troubles de l'irrigation sanguine, d'inflammations, de rides, de furoncles, de vieillissement de la peau, de toux (chronique), de crampes, d'embarras gastrique, de troubles menstruels, de douleurs musculaires, de syndrome prémenstruel, de toux d'irritation, de rhumatismes, de blessures ; pour stimuler le foie et la bile, fortifier les organes génitaux féminins (« résine utérine »).

Action sur le mental : tranquillisante.

- *Utilisation : en cas* d'hystérie, de paranoïa, d'agoraphobie, de tensions nerveuses, de stress ; dissout l'endurcissement de l'âme.

Gaulthérie

NOM :	*Gaultheria procumbens*
FAMILLE :	éricacées
HABITAT :	Amérique du Nord
OBTENTION :	distillation des feuilles à la vapeur d'eau
FRAGRANCE/GOÛT :	intense, sucré/boisé, épicé
NOTE :	base
ÉLÉMENT :	feu
SIGNE :	Bélier
PLANÈTE :	Mars

Action sur le corps : astringente, carminative, anti-inflammatoire, vasodilatatrice, diurétique, emménagogue, galactogène, antalgique ; calme la toux d'irritation.

- *Utilisation : en cas* d'arthrose, d'arthrite, d'hypertension artérielle, de zona, de crampes, de migraine, de rhumatismes musculaires, de polyarthrite rhumatoïde, de tendinite.

Action sur le mental : stimulante ; facilite la concentration.

- *Utilisation : en cas* de manque d'énergie, de manque de concentration, de fatigue.

Attention ! N'utiliser qu'en parfum d'ambiance ou fortement diluée sur la peau. Ne pas ingérer : toxique, possibilité de fortes irritations cutanées.

Genêt dit « d'Espagne »

NOM :	*Spartium junceum*
FAMILLE :	fabacées, légumineuses, papilionacées
HABITAT :	France, Afrique du Nord
OBTENTION :	extraction des fleurs à l'hexane (dissous dans l'esprit de vin)
FRAGRANCE/GOÛT :	juvénile, mielleux, enjôleur/floral
NOTE :	cœur
ÉLÉMENT :	eau/feu
SIGNE :	Lion/Sagittaire
PLANÈTE :	Soleil/Jupiter

Action sur le corps : laxative, hémostatique, somnifère, vasoconstrictrice, diurétique, cordiale, emménagogue.

- *Utilisation : en cas* de tachycardie, de fatigue du myocarde, de règles trop abondantes ; régule l'activité cardiaque et le système nerveux végétatif.

Action sur le mental : inspirante, sensuellement stimulante.

- *Utilisation : en cas* d'angoisses profondes, de pessimisme, de deuil ; adoucit les blessures de l'âme et soulage la douleur ; fortifie la confiance en soi.

Attention ! Ne pas ingérer. Extrêmement toxique ; provoque des vomissements, endommage les cellules nerveuses ; action très intense.

Genévrier [baie de]

NOM :	*Juniperus communis*
FAMILLE :	cupressacées
HABITAT :	Europe, Amérique du Nord, nord de l'Asie
OBTENTION :	distillation à la vapeur d'eau des baies ou du bois
FRAGRANCE/GOÛT :	frais, sucré, boisé, balsamique
NOTE :	base
ÉLÉMENT :	feu/terre
SIGNE :	Capricorne
PLANÈTE :	Saturne/Mars

Action sur le corps : astringente, antiseptique, carminative, dépurative, désinfectante, diurétique, spasmolytique, stomachique, emménagogue, cicatrisante, sudorifique, fortifiante, vulnéraire, vermifuge ; stimule l'élimination, détoxique, tue les parasites, dissout les mucosités.

- *Utilisation : en cas* d'abcès, d'acné, d'artériosclérose, d'asthme, d'insuffisance pancréatique, de cystite, d'hypotension, de bronchite, de problèmes intestinaux, d'eczéma, de rhume, de furoncles, de goutte, de grippe, de chute des cheveux, d'hémorroïdes, d'inflammations cutanées, de toux, d'infections, de sciatique, de maux de tête, d'obésité, d'insuffisance hépatique, de troubles gastriques, de troubles menstruels, de calculs rénaux, de polyarthrite, de toux d'irritation, de rhumatismes, de mal au dos, d'accumulation d'eau, de pertes blanches, de vers intestinaux, de blessures, de cellulite ; pour tonifier la peau.

Action sur le mental : aphrodisiaque, tranquillisante ; fortifie les nerfs.

- *Utilisation : en cas* d'angoisse, de manque d'énergie, de surexcitation/tension nerveuse, de psychoses, de stress ; clarifie le monde des sentiments.

Attention ! Ne pas utiliser pendant la grossesse. Ne pas utiliser en cas de néphrite.

Genévrier de Virginie
(cèdre du Texas)

NOM :	*Juniperus ashei* (cèdre du Texas) *Juniperus virginiana* (cèdre de Virginie)
FAMILLE :	cupressacées
HABITAT :	Amérique du Nord
OBTENTION :	distillation à la vapeur d'eau des copeaux de bois et de la sciure
FRAGRANCE/GOÛT :	sucré, balsamique, « odeur de crayon »
NOTE :	base
ÉLÉMENT :	terre
SIGNE :	Vierge
PLANÈTE :	Mercure

Action sur le corps : antiseptique, diurétique, spasmolytique, emménagogue ; assure les soins de la peau, stimule la circulation, dissout les mucosités, diminue la production de sébum.

- *Utilisation : en cas* d'acné, d'arthrite, de cystite, de bronchite, d'eczéma, de cheveux gras, de peau grasse, de toux, de catarrhe, de sinusite, de rhumatismes, de pellicules et de squames, de pertes blanches.

Action sur le mental : atténue légèrement les dépressions, calme les nerfs, harmonise l'âme, diminue le stress.

Divers : pour se défendre contre les insectes.

Attention ! Ne pas utiliser pendant la grossesse. Ne pas ingérer : peut irriter le système nerveux central. Inapproprié pour les épileptiques. Ne pas utiliser chez les enfants.

Gingembre

NOM :	*Zingiber officinale*
FAMILLE :	zingibéracées
HABITAT :	Amérique, sud-est de l'Afrique, Chine, Inde, Japon
OBTENTION :	distillation des racines à la vapeur d'eau
FRAGRANCE/GOÛT :	épicé, doux, boisé
NOTE :	base
ÉLÉMENT :	feu
SIGNE :	Bélier/Lion
PLANÈTE :	Mars/Soleil

Action sur le corps : laxative, stimulante, antiseptique, apéritive, expectorante, bactéricide, carminative, anti-inflammatoire, fébrifuge, spasmolytique, stomachique, anti-oxydante, antalgique, sudorifique, fortifiante, digestive ; stimule la respiration et l'irrigation sanguine, soulage la toux d'irritation, dissout les mucosités.

- *Utilisation : en cas* de manque d'appétit, d'arthrite, d'asthme, de faiblesse respiratoire, de fibrillation oculaire, de flatulences, de troubles de l'irrigation sanguine, de diarrhée, de rhume, de fièvre, de cataracte, de grippe, de maladies des organes génitaux, d'hémorroïdes, d'infection des voies urinaires, de maux de gorge, d'enrouement, de toux, de démangeaisons, de catarrhe, de coliques, de maux de tête, de crampes, de sinusite, d'ulcère gastrique, de migraine, de douleurs musculaires, d'incontinence urinaire, de mal des transports, de rhumatismes, de douleurs, de fièvre avec frissons, de scorbut, de nausées, de stases, de tiraillements ; pour fortifier la rate et l'acuité visuelle.

Action sur le mental : aphrodisiaque ; augmente la puissance sexuelle.

- *Utilisation : en cas* de fatigue psychique, d'épuisement, d'absence de sentiments, d'endurcissement des sentiments, d'impuissance, d'état de faiblesse ; contre la froideur sexuelle et sentimentale ; dissout les tensions intérieures ; confère la joie d'entreprendre ; ouvre des perspectives d'avenir.

Giroflier

(clou de girofle)

NOM :	*Syzygium aromaticum ; Eugenia caryophyllata*
FAMILLE :	myrtacées

Habitat :	est de l'Afrique, Zanzibar, Asie du Sud-Est
Obtention :	distillation à la vapeur d'eau
Fragrance/goût :	douceâtre, épicé, légèrement piquant, boisé
Note :	cœur/base
Élément :	terre
Signe :	Lion
Planète :	Soleil

Action sur le corps : antibiotique, antiseptique, carminative, antiémétisant, ocytocique, spasmolytique, stomachique, anti-oxydante, digestive, antivirale, vulnéraire ; neutralise les odeurs, tue les larves, active les contractions (accouchement).

- *Utilisation : en cas* d'acné, d'arthrite, d'asthme, de bronchite, de parasites intestinaux, de diarrhée, de rhume, de fièvre, de mycose des pieds, d'abcès, de coliques, de gale, de troubles gastro-intestinaux, de mauvaise haleine, d'inflammation de la muqueuse buccale (en gargarismes), de contusions, de rhumatismes, de plaies par instruments tranchants, de nausées, de brûlures, de troubles digestifs, d'entorse, de verrues, de faiblesse des contractions utérines, de blessures, de maux de dents ; pour soulager les douleurs de l'enfantement.

Action sur le mental : aphrodisiaque, inspirante, sexuellement stimulante, sensuelle ; harmonise, facilite la concentration, fortifie les nerfs.

- *Utilisation : en cas* de faiblesse de la mémoire, de blocages psychiques, d'introversion, de stress ; apporte la sécurité ; dissout les conflits moraux ; confère force et lâcher prise ; apporte la satisfaction

Divers : pour se défendre contre les insectes

Attention ! N'utiliser que fortement dilué : peut provoquer une irritation cutanée. Ne pas utiliser pendant la grossesse.

Gui

NOM :	*Viscum album*
FAMILLE :	loranthacées
HABITAT :	Europe
OBTENTION :	distillation des feuilles à la vapeur d'eau
FRAGRANCE/GOÛT :	faiblement rance, un peu amer ; évoque la paille
NOTE :	cœur
ÉLÉMENT :	eau
SIGNE :	Poissons
PLANÈTE :	Neptune

Action sur le corps : légèrement diurétique, cordiale, spasmolytique ; fortifie les défenses, régule la tension artérielle.

- *Utilisation : en cas* d'artériosclérose, de légère hypertension, de goutte, de calculs urinaires, de troubles de la circulation, de cancer, de maux de tête, de coliques néphrétiques, d'affections tumorales.

Action sur le mental : tranquillisante.

- *Utilisation : en cas* d'affections cardiaques d'origine nerveuse, de vertiges.

Attention ! N'utiliser qu'en usage externe, doser très faiblement : autrement, peut provoquer des paralysies allant jusqu'à l'arrêt de la respiration.

Houblon [essence de]

NOM :	*Humulus lupulus*
FAMILLE :	moracées ; cannabacées
HABITAT :	Australie, Europe centrale, orientale et méridionale, Amérique du Nord et du Sud
OBTENTION :	distillation à la vapeur d'eau des fleurs femelles
FRAGRANCE/GOÛT :	douceâtre, amer
NOTE :	base
ÉLÉMENT :	feu
SIGNE :	Bélier
PLANÈTE :	Mars

Action sur le corps : astringente, antiseptique, bactéricide, carminative, somnifère, diurétique, spasmolytique, microbicide, antalgique ; calme la toux d'irritation, dissout les mucosités.

- *Utilisation : en cas* d'asthme, d'éruptions cutanées, de dysenterie bactérienne, d'hypertension artérielle, de mucosités bronchiques, d'abcès, de troubles cardiaques, de toux spasmodique, de troubles hépatiques, d'hyperacidité gastrique, de gastrite, d'aménorrhée, de troubles menstruels, de troubles digestifs d'origine nerveuse.

Action sur le mental : fortement tranquillisante, somnifère (oreillers de houblon), relaxante ; fortifie les nerfs.

- *Utilisation : en cas* de maladies nerveuses et de troubles de l'humeur, d'hystérie, d'insomnie, de névrose sexuelle, d'hyperactivité sexuelle, d'agitation, de sensibilité météorologique ; comme puissant anti-aphrodisiaque pour les hommes.

Attention ! Éviter en cas de dépression. Peut, dans certains cas, provoquer des réactions allergiques. Contient une substance active analogue à la morphine : par conséquent, utiliser avec parcimonie.

Hysope

NOM :	*Hyssopus officinalis*
FAMILLE :	labiacées
HABITAT :	Asie, Amérique, Europe, Bassin méditerranéen
OBTENTION :	distillation à la vapeur d'eau
FRAGRANCE/GOÛT :	douceâtre/âpre, aromatique ; évoque le camphre

NOTE : base
ÉLÉMENT : terre
SIGNE : Vierge
PLANÈTE : Mercure

Action sur le corps : astringente, antiseptique, bactéricide, carminative, fébrifuge, diurétique, cordiale, spasmolytique, emménagogue, cicatrisante, sudorifique, digestive, antivirale, vulnéraire, vermifuge; régule la tension artérielle, fortifie la circulation, dissout les mucosités.

- *Utilisation : en cas* d'asthme, d'hypertension et d'hypotension (régulateur), d'hématomes, de « bleus », de bronchite, d'eczéma, de rhume, de grippe, de maux de gorge, de maladies de peau, de coqueluche, de coliques, d'embarras gastrique, d'amygdalite, de troubles menstruels, de douleurs d'oreille, de contusions, de rhumatismes, de troubles digestifs, de blessures, de maux de dents.

Action sur le mental : tranquillisante ; facilite la concentration et fortifie les nerfs.

- *Utilisation : en cas* d'angoisse, d'épuisement, d'hystérie, de difficultés de concentration, de faiblesse psychique, de stress.

Attention ! Utiliser avec mesure. Inappropriée pour les épileptiques et pour les femmes enceintes.

Immortelle

(herbe de Saint-Jean)

NOM :	*Helichrysum angustifolium*
FAMILLE :	astéracées ; composées
HABITAT :	Bassin méditerranéen
OBTENTION :	distillation à la vapeur d'eau de la partie aérienne fleurie de la plante
FRAGRANCE/GOÛT :	âpre, sucré, lourd, boisé ; évoque le miel
NOTE :	cœur/base
ÉLÉMENT :	terre
SIGNE :	Poissons
PLANÈTE :	Neptune

Action sur le corps : astringente, antiseptique, bactéricide, anticoagulante, dépurative, anti-inflammatoire, cholérétique, diurétique, spasmolytique, microbicide, cicatrisante, fongicide ; calme la toux d'irritation, stimule la lymphe, dissout puissamment les mucosités.

- *Utilisation : en cas* d'abcès, d'acné, d'allergies, d'asthme, de problèmes pancréatiques, d'hématomes, de bronchite, de diabète, de troubles de l'irrigation sanguine, d'eczéma, d'inflammations, de rhume, de furoncles, de problèmes biliaires, de maladies de peau, d'enrouement, de problèmes cardiaques et circulatoires, de toux (chronique), de coqueluche, d'engorgements hépatiques, de troubles gastro-intestinaux, de spasmes menstruels, d'engorgements de la rate, de douleurs musculaires, de tiraillements musculaires, de cicatrices, de sinusites, de névrodermite, de polyarthrite, de contusions, de rhumatismes, de psoriasis, de problèmes veineux, de phlébites,d'entorses, de brûlures, de blessures.

Action sur le mental : stimulante ; l'immortelle enracine et fortifie les nerfs.

- *Utilisation : en cas* de léthargie, d'abattement, de tensions nerveuses, d'irritabilité, d'états de faiblesse ; stimule les rêves (en renforçant et en améliorant leur remémoration) et l'introspection.

Divers : comme huile pour se protéger du soleil et pour les soins de la peau après bain de soleil ; bonne huile pour la méditation.

Attention ! N'utiliser qu'à faibles doses. Provoque de très fortes visions oniriques, allant jusqu'aux cauchemars et aux expériences de la mort.

Iris

NOM :	*Iris pallida ; Iris florentina ; Iris germanica*
FAMILLE :	iridacées
HABITAT :	Europe, Afrique du Nord, Extrême-Orient, États-Unis, Russie
OBTENTION :	distillation des racines à la vapeur d'eau
FRAGRANCE/GOÛT :	fin, floral ; évoque la violette

NOTE : tête/cœur/base
ÉLÉMENT : eau
SIGNE : Cancer/Poissons
PLANÈTE : Lune/Neptune

Action sur le corps : laxative, dépurative, anti-inflammatoire, émétique, diurétique, antalgique ; soigne la peau et dissout les mucosités.

- *Utilisation : en cas* de bronchite chronique et asthmatique, de diarrhée, de toux ; pour les soins de la peau.

Action sur le mental : légèrement stupéfiante, fortement inspirante et libératrice.

- *Utilisation : en cas* d'angoisse, de mélancolie, de surcharge psychique, de deuil ; comble les lacunes de l'aura (champ énergétique du corps) ; dissout les blocages psychiques ; pour l'accompagnement des mourants ; guérit les blessures de l'âme.

Divers : bonne huile pour la méditation.

Attention ! Ne pas ingérer en grandes quantités : peut provoquer nausées et vomissements.

Jacinthe

NOM : *Hyazinthus orientalis*
FAMILLE : liliacées
HABITAT : Europe, Asie Mineure
OBTENTION : extraction des fleurs au moyen de solvants

FRAGRANCE/GOÛT :	douceâtre, frais, floral
NOTE :	cœur
ÉLÉMENT :	eau
SIGNE :	Poissons
PLANÈTE :	Jupiter

Action sur le corps : antiseptique, hémostatique.

- *Utilisation :* aucune connue.

Action sur le mental : balsamique, tranquillisante, rafraîchissante.

- *Utilisation : en cas* d'humeur accablée ; donne des ailes à l'imagination.

Jasmin

NOM :	*Jasminum sambac ; Jasminum officinale ; Jasminum grandiflorum*
FAMILLE :	oléacées
HABITAT :	Europe, Afrique du Nord, Extrême-Orient
OBTENTION :	extraction à l'alcool *ou bien* distillation des fleurs à la vapeur d'eau
FRAGRANCE/GOÛT :	floral, très sucré, exotique, enjôleur
NOTE :	cœur
ÉLÉMENT :	terre
SIGNE :	Cancer
PLANÈTE :	Lune

Action sur le corps : antiseptique, carminative, anti-inflammatoire, germicide, spasmolytique, emménagogue, galactogène, cicatrisante, antalgique, fortifiante ; régule la fonction hormonale, dissout les mucosités, stimule les contractions (parturiente).

- *Utilisation : en cas* d'acné, d'eczéma, de perturbations utérines, d'accouchement, d'abcès cutanés, de palpitations cardiaques, d'enrouement, de toux, d'hépatite, de cirrhose du foie, de crampes musculaires, de tumeurs, d'entorses ; pour activer l'accouchement, entretenir la peau (tous types de peau) ; active la lactation.

Action sur le mental : aphrodisiaque, tranquillisante, relaxante, érotiquement stimulante (chez les femmes) ; atténue la dépression, réchauffe affectivement.

- *Utilisation : en cas* d'angoisse, de manque d'entrain, d'apathie, de frigidité, d'indifférence, d'impuissance, de tristesse, de mélancolie, d'abattement, de troubles psychosomatiques ; pour ouvrir les personnes fermées ; confère optimisme et fiabilité ; dissout les crispations mentales ; renforce la confiance en soi.

Attention ! Ne pas ingérer. Doser faiblement : sinon, des maux de tête peuvent survenir. Ne pas utiliser pendant la grossesse. Cependant, excellent pour activer l'accouchement.

Laurier noble

NOM :	*Laurus nobilis*
FAMILLE :	lauracées
HABITAT :	Amérique centrale et Amérique du Sud, Europe méridionale, Russie
OBTENTION :	distillation des feuilles à la vapeur d'eau
FRAGRANCE/GOÛT :	aromatique, frais, puissant, masculin/âpre, épicé
NOTE :	tête/cœur
ÉLÉMENT :	feu
SIGNE :	Sagittaire
PLANÈTE :	Mars

Action sur le corps : antiseptique, apéritive, bactéricide, légèrement anticoagulante, désinfectante, stomachique, fongicide, antalgique, sudorifique, digestive ; abaisse la tension artérielle, neutralise les odeurs, stimule le flux de lymphe, dissout les mucosités.

- *Utilisation : en cas* d'acné, de perte d'appétit, d'arthrose, d'asthme, de détresse respiratoire avec manque d'oxygène, de flatulences, de catarrhe vésical, de rhume, de fièvre, de troubles biliaires, de douleurs articulaires, de grippe, de vomissements, de chute des cheveux, d'irritations cutanées, de coliques, de toux spasmodique, de troubles hépatiques, d'embarras gastrique, d'amygdalite, de troubles menstruels, de douleurs musculaires, de maux d'oreille, de règles insuffisantes, de polyarthrite, de contusions, de toux d'irritation, de rhumatismes, de mal au dos, de fièvre avec frissons, de pellicules et squames, de vertiges, de nausées, d'entorse, d'infections virales (également d'hépatite virale/jaunisse virale), de blessures ; pour l'amélioration de la souplesse articulaire, pour les soins de la peau.

Action sur le mental : enthousiasmante, tranquillisante ; rend heureux, enracine, harmonise, atténue les dépressions.

- *Utilisation : en cas* d'angoisse, d'hystérie, de crises existentielles, de lassitude, de système nerveux fragile ; pour améliorer la concentration ; confère la mobilité ; renforce la confiance en soi, donne la sécurité intérieure.

Attention ! Ne pas utiliser pendant la grossesse. Doser très faiblement : sinon, des irritations cutanées sont possibles.

Lavande aspic

NOM :	*Lavandula latifolia*
FAMILLE :	labiacées
HABITAT :	Bassin méditerranéen
OBTENTION :	distillation de la plante entière à la vapeur d'eau
NOTE :	cœur
ÉLÉMENT :	air

SIGNE : Balance
PLANÈTE : Mercure

Action sur le corps : stimulante, antiseptique, carminative, cholérétique, diurétique, insecticide, spasmolytique, emménagogue, microbicide, cicatrisante, antalgique, sudorifique, fortifiante, vulnéraire, vermifuge ; détoxique, abaisse la tension artérielle, neutralise les odeurs, stimule l'irrigation sanguine et la rate, tue les parasites, régénère, renouvelle les cellules.

- *Utilisation : en cas* d'abcès (notamment sur les jambes), d'acné, d'allergies, d'asthme, de spasmes abdominaux, de flatulences, de cystite, d'hypertension artérielle, de bronchite, d'eczéma, d'inflammations, d'épilepsie, d'infections par des champignons filiformes, de fièvre, de fièvres éruptives, de furoncles, de mycoses des pieds, de troubles biliaires, de grippe, d'infections de la gorge, d'inflammations cutanées, d'attaque par des champignons de levure, d'herpès, de troubles cardiaques d'origine nerveuse, d'oppression cardiaque, de fibrillation ventriculaire, de lumbago, de piqûres d'insecte, de sciatique, de catarrhe, de laryngite, de gale, de paralysie, de poux, de troubles menstruels, de migraine, de mauvaise haleine, de douleurs musculaires, de névrite, de maux d'oreille, de syndrome prémenstruel, de rhumatismes, de mal des transports, de transpiration trop abondante, de vertiges, de pellicules et de squames, de psoriasis, de nausées, de brûlures, de troubles digestifs, d'entorses, de pertes blanches, de blessures ; pour la formation des globules blancs, fortifier les défenses.

Action sur le mental : stimulante, reconstituante, tranquillisante ; fortifie les nerfs et améliore l'humeur.

- *Utilisation : en cas* de cauchemars, d'angoisses, de dépression, de sensations d'oppression, d'hystérie, de mélancolie, de nervosité, d'abattement, d'irritabilité, d'insomnie, de chocs, d'agitation sexuelle, de surexcitation.

Lavande fine (ou vraie)

NOM :	*Lavandula officinalis ; Lavandula angustifolia*
FAMILLE :	labiacées
HABITAT :	midi de la France, Italie
OBTENTION :	distillation à la vapeur d'eau des panicules florales
FRAGRANCE/GOÛT :	frais, floral, herbeux, aéré, clair
NOTE :	cœur
ÉLÉMENT :	air
SIGNE :	Balance
PLANÈTE :	Mercure

Action sur le corps : stimulante, antiseptique, carminative, cholérétique, diurétique, spasmolytique, emménagogue, microbicide, cicatrisante, antalgique, sudorifique, fortifiante, vulnéraire, vermifuge ; abaisse la tension artérielle, neutralise les odeurs, stimule l'irrigation sanguine, détoxique, stimule la rate, tue les parasites, régénère, renouvelle les cellules.

- *Utilisation : en cas* d'abcès (notamment des jambes), d'acné, d'allergies, d'asthme, de spasmes abdominaux, de flatulences, de cystite, d'hypertension artérielle, de bronchite, d'eczéma, d'inflammations, d'épilepsie, d'infections par des champignons filiformes, de fièvre, de fièvres éruptives, de furoncles, de mycose des pieds, de troubles biliaires, de grippe, d'infections de la gorge, d'inflammations cutanées, d'attaque par des champignons de levure, d'herpès, de troubles cardiaques d'origine nerveuse, d'oppression cardiaque, de fibrillation ventriculaire, de lumbago, de piqûres d'insecte, de sciatique, de catarrhe, de laryngite, de coqueluche, de maux de tête, de gale, de paralysie, de poux, de troubles menstruels, de migraine, de mauvaise haleine, de douleurs musculaires, de névrite, de maux d'oreille, de syndrome prémenstruel, de rhumatismes, de mal des transports, de transpiration trop abondante, de vertiges, de pellicules et de squames, de psoriasis, de nausées, de brûlures, de troubles digestifs, d'entorses, de pertes blanches, de blessures ; pour la formation des globules blancs, le renforcement du système immunitaire.

Action sur le mental : stimulante, reconstituante, tranquillisante ; fortifie les nerfs et améliore l'humeur.

- *Utilisation : en cas* de cauchemars, d'angoisses, de dépression, de sensations d'oppression, d'hystérie, de mélancolie, de nervosité, d'abattement, d'irritabilité, d'insomnie, de chocs, d'agitation sexuelle, de surexcitation.

Lavande officinale

(petite lavande)

NOM :	*Lavandula officinalis ; Lavandula angustifolia*
FAMILLE :	labiacées
HABITAT :	Alpes françaises (poussant uniquement à l'état sauvage ; la meilleure qualité de lavande, et la plus forte)
OBTENTION :	distillation à la vapeur d'eau des panicules florales
FRAGRANCE/GOÛT :	frais, floral, herbeux, aéré, clair
NOTE :	cœur
ÉLÉMENT :	air
SIGNE :	Balance
PLANÈTE :	Mercure

Action sur le corps : stimulante, antiseptique, carminative, cholérétique, diurétique, insecticide, spasmolytique, emménagogue, microbicide, cicatrisante, antalgique, sudorifique, fortifiante, vulnéraire, vermifuge ; abaisse la tension artérielle, neutralise les odeurs, stimule l'irrigation sanguine, détoxique, stimule la rate, tue les parasites, régénère, renouvelle les cellules.

- *Utilisation : en cas* d'abcès (notamment des jambes), d'acné, d'allergies, d'asthme, de spasmes abdominaux, de flatulences, de cystite, d'hypertension artérielle, de bronchite, d'eczéma, d'inflammations, d'épilepsie, d'infections par des champignons filiformes, de fièvre, de fièvres éruptives, de furoncles, de mycose des pieds, de troubles biliaires, de grippe, d'infections de la gorge, d'inflammations cutanées, d'attaque par des champignons de levure, d'herpès, de troubles cardiaques d'origine nerveuse, d'oppression cardiaque, de fibrillation ventriculaire, de lumbago, de piqûres d'insecte, de sciatique, de catarrhe, de laryngite, de coqueluche, de maux de tête, de gale, de paralysie, de poux, de troubles menstruels, de migraine, de mauvaise haleine, de douleurs musculaires, de névrite, de maux d'oreille, de syndrome prémenstruel, de rhumatismes, de mal des transports, de transpiration trop abondante, de vertiges, de pellicules et de squames, de psoriasis, de nausées, de brûlures, de troubles digestifs, d'entorses, de pertes blanches, de blessures ; pour la formation des globules blancs, la fortification du système immunitaire.

Action sur le mental : stimulante, reconstituante, tranquillisante ; fortifie les nerfs et atténue la dépression.

- *Utilisation : en cas* de cauchemars, d'angoisses, de dépression, de sensations d'oppression, d'hystérie, de mélancolie, de nervosité, d'abattement, d'irritabilité, d'insomnie, de chocs, d'agitation sexuelle, de surexcitation.

Lavande stoechade

NOM :	*Lavandula stoechas*
FAMILLE :	labiacées
Habitat :	France
OBTENTION :	distillation des feuilles à la vapeur d'eau
FRAGRANCE/GOÛT :	frais, herbeux, clair
NOTE :	cœur
ÉLÉMENT :	air
SIGNE :	Balance
PLANÈTE :	Mercure

Action sur le corps : antiseptique, cordiale, germicide ; active la circulation sanguine.

- *Utilisation : en cas* de troubles de la circulation sanguine, de rhumes et refroidissements, de troubles cardiaques, de rhumatismes.

Action sur le mental : équilibrante, reconstituante, fortifiante.

- *Utilisation : en cas* de forte surexcitation nerveuse

Attention ! Ne pas utiliser pendant la grossesse.

Lavandin

NOM :	*Lavandula intermedia ; Lavandula hybrida*
FAMILLE :	labiacées
HABITAT :	pays méditerranéens occidentaux
OBTENTION :	distillation à la vapeur d'eau des panicules et des tiges
FRAGRANCE/GOÛT :	frais, herbeux, floral
NOTE :	cœur
ÉLÉMENT :	air
SIGNE :	Vierge
PLANÈTE :	Mercure

Action sur le corps : stimulante, antiseptique, carminative, cholérétique, diurétique, insecticide, spasmolytique, emménagogue, microbicide, cicatrisante, antalgique, sudorifique, fortifiante, vulnéraire, vermifuge ; abaisse la tension artérielle, neutralise les odeurs, stimule l'irrigation sanguine, détoxique, stimule la rate, tue les parasites, régénère, renouvelle les cellule.

- *Utilisation : en cas* d'abcès (notamment des jambes), d'acné, d'allergies, d'asthme, de spasmes abdominaux, de flatulences, de cystite, d'hypertension artérielle, de bronchite, d'eczéma, d'inflammations, d'épilepsie, d'infections par des champignons filiformes, de fièvre, de fièvres éruptives, de furoncles, de mycose des pieds, de troubles biliaires, de grippe, d'infections de la gorge, d'inflammations cutanées, d'attaque par des champignons de levure, d'herpès, de troubles cardiaques d'origine nerveuse, d'oppression cardiaque, de fibrillation ventriculaire, de lumbago, de piqûres d'insecte, de sciatique, de catarrhe, de laryngite, de coqueluche, de maux de tête, de gale, de paralysie, de poux, de troubles menstruels, de migraine, de mauvaise haleine, de douleurs musculaires, de névrite, de maux d'oreille, de syndrome prémenstruel, de rhumatismes, de mal des transports, de transpiration excessive, de vertiges, de pellicules et de squames, de psoriasis, de nausées, de brûlures, de troubles digestifs, d'entorse, de pertes blanches, de blessures ; pour la formation des globules blancs, pour fortifier le système immunitaire.

Action sur le mental : stimulante, reconstituante, tranquillisante ; atténue la dépression et fortifie les nerfs.

- *Utilisation : en cas* de cauchemars, d'angoisses, de dépression, de sensations d'oppression, d'hystérie, de mélancolie, de nervosité, d'abattement, d'irritabilité, d'insomnie, de chocs, d'agitation sexuelle, de surexcitation.

Divers : fortement germicide : c'est pourquoi on l'utilise volontiers dans les détergents.

Ledon du Groenland

NOM :	*Ledum groenlandicum*
FAMILLE :	éricacées
HABITAT :	Canada
OBTENTION :	distillation à la vapeur d'eau de la partie aérienne fleurie de la plante
FRAGRANCE/GOÛT :	épicé, âtre, terreux ; évoque la mousse
NOTE :	base/cœur
ÉLÉMENT :	terre
SIGNE :	Taureau
PLANÈTE :	Vénus

Action sur le corps : antiseptique, anti-inflammatoire, microbicide ; détoxique, stimule le flux de lymphe.

- *Utilisation : en cas* d'affection du pancréas, d'hématomes, d'insuffisance hépatique, de problèmes rénaux, de troubles prostatiques, de problèmes de thyroïde ; détoxique et régénère le foie ; fortifie le système immunitaire.

Action sur le mental : tranquillisante.

- *Utilisation : en cas* de nervosité, de fatigue, d'irritabilité.

Lemongrass
(citronnelle ou *verveine des Indes)*

NOM :	*Cymbopogon citratus ; Cymbopogon flexuosus*
FAMILLE :	poacées ; graminacées
HABITAT :	Afrique, Asie, Amérique du Sud ; régions tropicales
OBTENTION :	distillation à la vapeur d'eau de la partie aérienne de la plante
FRAGRANCE/GOÛT :	frais, vigoureux ; évoque les agrumes
NOTE :	tête
ÉLÉMENT :	air
SIGNE :	Verseau
PLANÈTE :	Uranus

Action sur le corps : astringente, antiseptique, bactéricide, carminative, fébrifuge, vasodilatatrice, microbicide, galactogène, anti-oxydante, fongicide, antalgique, fortifiante, digestive, antivirale ; fortifie les défenses, neutralise les odeurs, détoxique, fortifie les vaisseaux, stimule le flux de lymphe, dissout les mucosités.

- *Utilisation : en cas* d'acné, de faiblesse des tissus conjonctifs, de flatulences, d'épanchements sanguins, de colite, de catarrhe du côlon, de troubles de l'irrigation sanguine, de diarrhée, de rhumes, de fièvre, de puces, de mycose des pieds, de maladies infectieuses, de maux de tête, de varices, de poux, d'embarras gastrique, de douleurs musculaires, d'œdème, de contusions, de transpiration excessive, de constipation, de morsures de tique, de tiraillements ; pour tonifier les tissus.

Action sur le mental : atténue la dépression, fortifie les nerfs.

- *Utilisation : en cas* d'épuisement nerveux, de troubles occasionnés par le stress.

Divers : pour se défendre contre les insectes.

Attention ! peut conduire, dans certains cas, à de légères réactions allergiques ; peut provoquer des taches claires sur la peau.

Lentisque pistachier
(mastic)

NOM :	*Pistacia lentiscus*
FAMILLE :	anacardiacées
HABITAT :	Canaries, Bassin méditerranéen
OBTENTION :	distillation de la résine à la vapeur d'eau
FRAGRANCE/GOÛT :	faiblement balsamique, évoque la térébenthine
NOTE :	base
ÉLÉMENT :	terre
SIGNE :	Capricorne
PLANÈTE :	Saturne

Action sur le corps : astringente, stimulante, antiseptique, diurétique, spasmolytique, microbicide, abaisse la tension artérielle, calme la toux d'irritation, dissout les mucosités.

- *Utilisation : en cas* d'arthrite, de cystite, d'hypertension nerveuse, de bronchite, de diarrhée, de rhumes, d'infection par des champignons filiformes, de puces, de furoncles, de goutte, d'urétrite, de sciatique, de catarrhe, de coqueluche, de gale, de poux, de douleurs musculaires, de névralgies, de rhumatismes, de pertes blanches, de blessures.

Action sur le mental : psychiquement stimulante, reconstituante.

- *Utilisation : en cas* d'épuisement psychique et nerveux, d'angoisses ; en cas d'agitation ; fortifie la confiance en soi.

Attention ! Peut, dans certains cas, provoquer de légères réactions allergiques.

Leptosperme

NOM :	*Leptospermum scoparium*
FAMILLE :	myrtacées
HABITAT :	Australie, Nouvelle-Zélande
OBTENTION :	distillation à la vapeur d'eau des feuilles et des rameaux
FRAGRANCE/GOÛT :	original, légèrement douceâtre, terreux, épicé

NOTE : cœur
ÉLÉMENT : air
SIGNE : Vierge
PLANÈTE : Mercure

Action sur le corps : antiseptique, bactéricide, anti-inflammatoire, cicatrisante, fortement fongicide, antalgique, vulnéraire ; fortifie les défenses, calme les démangeaisons, dissout les mucosités.

- *Utilisation : en cas* d'abcès, d'acné, d'allergies, d'arthrite, d'asthme, de cystite, de *Candida albicans,* de rhume, d'eczéma, de mycose des pieds, de grippe, de zona, d'éruptions et d'irritations cutanées, de sinusites, de polyarthrite, de rhumatismes, de psoriasis, de tuberculise, de problèmes de gencive ; pour équilibrer le métabolisme hormonal.

Action sur le mental : reconstituant psychique.

- *Utilisation : en cas* d'agitation intérieure, de troubles du sommeil.

Limette

NOM : *Citrus medica ; Citrus aurantifolia*
FAMILLE : rutacées
HABITAT : Inde, Mexique
OBTENTION : pressage à froid *ou* distillation à la vapeur d'eau de l'écorce

FRAGRANCE/GOÛT : frais/exotique, citronné, sucré, verdâtre, finement âpre

NOTE : tête

ÉLÉMENT : air

SIGNE : Gémeaux

PLANÈTE : Saturne

Action sur le corps : antiseptique, apéritive, bactéricide, carminative, désinfectante, fébrifuge, diurétique, stomachique, fortifiante, antivirale.

- *Utilisation : en cas* d'acné, d'anémie, d'arthrite, d'asthme, de faiblesse des tissus conjonctifs, d'hypertension artérielle, de bronchite, de troubles de l'irrigation sanguine, de rhume, de rides, de fièvre, de furoncles, de grippe, d'infections de la gorge, d'irritations cutanées, d'herpès, de callosités, d'infections, de piqûres d'insecte, de catarrhe, d'obésité, de varices, de douleurs biliaires et hépatiques, de problèmes gastro-intestinaux, d'abcès de la muqueuse buccale, d'ongles cassants, de saignements de nez, de troubles fonctionnels neurovégétatifs, de rhumatismes, de plaies par instruments tranchants, de scorbut, de troubles digestifs, de verrues, de cellulite ; pour soigner et tonifier la peau.

Action sur le mental : atténue la dépression, euphorise, fournit de l'énergie, rafraîchit, érotise légèrement, inspire.

- *Utilisation : en cas* de manque d'entrain, de répugnance au travail, de dépression, de tristesse, de fatigue ; stimule l'imagination.

Divers : déodorant.

Attention ! Peut provoquer des taches claires sur la peau.

Linaloé

NOM :	*Bursera glabrifolia ; Bursera delpechiana*
FAMILLE :	burséracées
HABITAT :	Brésil, Mexique
OBTENTION :	distillation des copeaux de bois à la vapeur d'eau
FRAGRANCE/GOÛT :	chaud, sucré/boisé, évoque le bois de rose
NOTE :	cœur/base
ÉLÉMENT :	terre
SIGNE :	Vierge
PLANÈTE :	Mercure

Action sur le corps : antiseptique, bactéricide, anti-inflammatoire, spasmolytique ; neutralise les odeurs, régénère.

- *Utilisation : en cas* d'acné, d'inflammations cutanées, de maux de tête, de blessures.

Action sur le mental : atténue la dépression, détend.

- *Utilisation : en cas* d'angoisses, de cauchemars ; chez les colériques (tranquillise) ; en cas de dépression, de nervosité due au stress, d'instabilité, de sautes d'humeur.

Litsée

NOM :	*Litsea cubeba*
FAMILLE :	lauracées
HABITAT :	Chine
OBTENTION :	distillation du fruit à la vapeur d'eau
FRAGRANCE/GOÛT :	d'une fraîcheur exotique, floral, citronné
NOTE :	tête
ÉLÉMENT :	air
SIGNE :	Gémeaux
PLANÈTE :	Mercure

Action sur le corps : antiseptique, bactéricide, stomachique, fongicide, antalgique, digestive ; neutralise les odeurs, fortifie la lymphe, dissout les mucosités.

- *Utilisation : en cas* d'acné, d'hypertension artérielle, de troubles biliaires, de douleurs articulaires, d'irritations cutanées, de perturbations du rythme cardiaque, de maux de tête, de troubles hépatiques, d'embarras gastrique, de troubles menstruels, de mal des transports, de fièvre avec frissons, de faiblesse physique, de transpiration excessive, d'hépatite virale (jaunisse virale) ; pour les soins de la peau.

Action sur le mental : atténue la dépression, favorise la concentration.

- *Utilisation : en cas* de dépression, de manque d'énergie, de manque de concentration, de lassitude, de mélancolie, de surmenage intellectuel, de tensions nerveuses.

Divers : pour se défendre contre les insectes, pour purifier l'air.

Livèche

(ache des montagnes)

NOM :	*Levistium officinale*
FAMILLE :	apiacées ; ombellifères
HABITAT :	Europe centrale et méridionale, Proche-Orient
OBTENTION :	distillation à la vapeur d'eau de la partie aérienne de la plante, y compris les tiges
FRAGRANCE/GOÛT :	épicé, chaud ; évoque les racines
NOTE :	base
ÉLÉMENT :	feu
SIGNE :	Scorpion
PLANÈTE :	Mars

Action sur le corps : antiseptique, carminative, dépurative, fébrifuge, diurétique, spasmolytique, stomachique, emménagogue, microbicide, sudorifique, digestive ; dissout les mucosités.

- *Utilisation : en cas* d'anémie, de manque d'appétit, de flatulences, de cystite, de troubles de l'irrigation sanguine, de goutte, de crampes, d'embarras gastrique, de troubles menstruels, d'œdèmes, de rhumatismes, de problèmes digestifs.

Action sur le mental : aucune connue.

- *Utilisation :* aucune connue.

Attention ! Ne pas utiliser chez la femme enceinte ; peut, au soleil, provoquer des taches claires sur la peau.

Magnolia [feuille de]

NOM :	*Michelia alba*
FAMILLE :	magnoliacées
HABITAT :	Chine
OBTENTION :	distillation des feuilles à la vapeur d'eau
FRAGRANCE/GOÛT :	clair, finement fruité, aimable
NOTE :	cœur
ÉLÉMENT :	eau
SIGNE :	Cancer
PLANÈTE :	Lune

Action sur le corps : légèrement tranquillisante.

- *Utilisation : en cas* de problèmes cardiaques d'origine nerveuse.

Action sur le mental : équilibrante, euphorisante ; améliore l'humeur.

- *Utilisation :* stimule la créativité.

Magnolia [fleur de]

NOM :	*Michelia champaca*
FAMILLE :	magnoliacées
HABITAT :	Chine
OBTENTION :	distillation des fleurs à la vapeur d'eau
FRAGRANCE/GOÛT :	fin, aimable, délicatement fruité, floral
NOTE :	cœur
ÉLÉMENT :	eau
SIGNE :	Cancer/Poissons
PLANÈTE :	Lune/Neptune

Actions sur le corps : aucune connue.

- *Utilisation :* aucune connue.

Action sur le mental : équilibrante, euphorisante, sensuelle ; améliore l'humeur.

- *Utilisation :* pour l'activation des rêves.

Mandarine

NOM :	*Citrus reticulata, Citrus madurensis*
FAMILLE :	rutacées
HABITAT :	Afrique, Amérique, Asie, France, Italie, Espagne
OBTENTION :	pressage à froid de l'écorce du fruit
FRAGRANCE/GOÛT :	douceâtre, floral, aimable, tendrement fruité
NOTE :	tête
ÉLÉMENT :	air
SIGNE :	Balance
PLANÈTE :	Vénus

Action sur le corps : laxative, antiseptique, apéritive, carminative, diurétique, spasmolytique (moyennement), revitalisante, fortifiante, digestive ; fortifie les défenses, stimule le flux de lymphe.

- *Utilisation : en cas* d'acné, de troubles intestinaux, d'embarras gastrique, de migraine, de tension musculaire, de cicatrices, de boutons, de hoquet, de vergetures, de problèmes digestifs, de collections aqueuses dans les articulations ; pour les soins du visage, l'entretien de la peau, la convalescence.

Action sur le mental : euphorisante ; atténue la dépression, reconstitue psychiquement, stimule l'inspiration, améliore l'humeur.

- *Utilisation : en cas* d'agressivité, d'angoisses (chez les enfants), de crises morales ; chez les personnes colériques (tranquillisant) ; en cas d'hyperactivité (chez les enfants), de mélancolie, d'agitation, de surmenage scolaire, de tensions nerveuses, d'insomnie ; pour surmonter un deuil ; donne de l'optimisme.

Attention ! Elève la photosensibilité de la peau.

Marjolaine

NOM :	*Origanum majorana*
FAMILLE :	labiacées
HABITAT :	Égypte, Irak, Iran, Liban, Bassin méditerranéen, Syrie
OBTENTION :	distillation à la vapeur d'eau de la partie aérienne fleurie de la plante
FRAGRANCE/GOÛT :	chaud, épicé, herbeux, vigoureux
NOTE :	tête/cœur
ÉLÉMENT :	feu
SIGNE :	Vierge/Capricorne
PLANÈTE :	Mercure/Saturne

Action sur le corps : laxative, antiseptique (fortement), bactéricide, tranquillisante, carminative, désinfectante, anti-inflammatoire, vasodilatatrice, diurétique, cordiale, spasmolytique, stomachique, emménagogue, anti-oxydante, fongicide, antalgique, sudorifique, fortifiante, digestive, antivirale, vulnéraire ; abaisse la tension artérielle, fortifie les nerfs, dissout les mucosités (fortement).

- *Utilisation : en cas* d'acné, d'arthrite, d'asthme, de flatulences, d'épanchements sanguins, d'hypertension artérielle, de bronchite, de problèmes intestinaux, de troubles de l'irrigation sanguine, de rhumes, d'eczéma, d'engelures, de douleurs articulaires, de goutte, de douleurs des membres, d'inflammation de la gorge, de peau impure, de problèmes cutanés, de troubles cardiaques d'origine nerveuse, de rhume des foins, de lumbago, de toux, de sciatique, de maux de tête, de varices, de troubles fonctionnels du foie, de problèmes d'estomac, de migraine, d'engorgement de la rate, de douleurs musculaires, de courbatures, de raideur musculaire, de sinusites, d'aménorrhée et de règles douloureuses, de syndrome prémenstruel, de contusions, de rhumatismes, d'entorses, de constipation, de pertes blanches, de mal aux dents, de morsures de tique, de tiraillements ; pour stimuler l'activité des reins.

Action sur le mental : tranquillisante, somnifère ; atténue la dépression, décrispe le mental, harmonise, fortifie les nerfs, calme sexuellement.

- *Utilisation : en cas* d'angoisses, de dépression, d'hystérie, de surexcitation nerveuse, d'insomnie, de stress, de surmenage, d'agitation, de mouvements convulsifs.

Attention ! Ne pas utiliser pendant la grossesse. Agit très fortement : n'utiliser qu'en petites quantités.

Maté

NOM :	*Mate folium ; Ilex paraguayensis*
FAMILLE :	aquifoliacées
HABITAT :	Brésil, Paraguay
OBTENTION :	extraction des feuilles
FRAGRANCE/GOÛT :	épicé
NOTE :	tête
ÉLÉMENT :	air
SIGNE :	Gémeaux
PLANÈTE :	Mercure

Action sur le corps : stimulante, vivifiante, diurétique.

- *Utilisation :* dans les cures d'amaigrissement ; contre la sensation de faim.

Action sur le mental : stimulante.

- *Utilisation : en cas* de fatigue psychique.

Melaleuque
(arbre à thé)

NOM :	*Melaleuca alternifolia*
FAMILLE :	myrtacées
HABITAT :	Australie, Sud-Est asiatique
OBTENTION :	distillation des feuilles à la vapeur d'eau
FRAGRANCE/GOÛT :	chaud, frais, puissant, épicé ; évoque le camphre

NOTE : base
ÉLÉMENT : air
SIGNE : Vierge
PLANÈTE : Mercure

Action sur le corps : antiseptique, bactéricide, fortement désinfectant, anti-inflammatoire, fongicide, anti-infectieux, cicatrisant, sudorifique, antiviral, vulnéraire ; renforce les défenses, tue les parasites, dissout les mucosités.

- *Utilisation : en cas* d'abcès, d'acné, d'asthme, de cystite, de bronchite, d'eczéma, de dartres, de puces, de mycose des pieds, de tumeurs, de grippe, d'infection des voies urinaires, d'éruptions cutanées, de taches sur la peau, d'herpès, de toux, de piqûres d'insecte, de démangeaisons, de catarrhe, de coqueluche, de poux, d'herpès labial, d'amygdalite, d'acariens, d'inflammation de la muqueuse buccale, de sinusites, de parodontose, d'infections par les champignons, de vaginite, de pellicules et de squames, de psoriasis, de tuberculose, de problèmes pelviens, de brûlures, de verrues, de blessures, de morsures de tique.

Action sur le mental : fortifiante.

- *Utilisation : en cas* de nervosité, d'agitation intérieure ; mobilise les réserves de forces physiques et psychiques.

Divers : désinfectant domestique.

Attention ! Réactions allergiques possibles.

Mélèze

NOM :	*Larix decidua*
FAMILLE :	pinacées
HABITAT :	Europe centrale
OBTENTION :	distillation de la résine à la vapeur d'eau
FRAGRANCE/GOÛT :	vigoureux, balsamique, frais
NOTE :	base
ÉLÉMENT :	terre
SIGNE :	Vierge
PLANÈTE :	Mercure

Action sur le corps : antiseptique, anti-inflammatoire ; approfondit la respiration, stimule l'irrigation sanguine, détend les muscles, dissout les mucosités.

- *Utilisation : en cas* d'asthme, de bronchite, de problèmes articulaires, de croup (diphtérie), de tensions nerveuses, de sinusites, de toux d'irritation, de rhumatismes, de dessèchement des muqueuses.

Action sur le mental : relaxante, clarifiante, rehausse l'humeur.

- *Utilisation : en cas* de dépressions, de manque de courage, de nervosité, de pessimisme, d'incertitude, d'irrésolution.

Divers : bonne huile pour le sauna.

Mélisse

NOM :	*Melissa officinalis*
FAMILLE :	labiacées
HABITAT :	Europe, Bassin méditerranéen, Amérique du Sud, Proche-Orient
OBTENTION :	distillation à la vapeur d'eau de la partie aérienne de la plante
FRAGRANCE/GOÛT :	léger, frais ; évoque les agrumes
NOTE :	cœur
ÉLÉMENT :	eau
SIGNE :	Cancer
PLANÈTE :	Lune

Action sur le corps : bactéricide, carminative, fébrifuge, spasmolytique, stomachique, emménagogue, sudorifique, antivirale, vermifuge ; fortifie et soutient l'utérus.

- *Utilisation : en cas* d'allergies, d'asthme, de flatulences, d'épanchements sanguins, de bronchite, de troubles intestinaux, d'eczéma, de zona, de vomissements, d'herpès (pustules labiales), de troubles cardiaques d'origine nerveuse, de faiblesse cardiaque, de rhume des foins, de toux chronique, de piqûres d'insecte, de faiblesse circulatoire, de maux de tête, de coliques, d'embarras gastrique, de troubles menstruels, de migraine, d'engorgement des glandes mammaires (lactation), de contusions, de mal des transports, d'affections de la thyroïde, de hoquet, de pellicules et squames, de vertiges, de nausées, de troubles de la ménopause ; pour les soins de la peau.

Action sur le mental : tranquillisante ; harmonise le mental, fortifie les nerfs, atténue la dépression.

- *Utilisation : en cas* de cauchemars, d'angoisses, de tension nerveuse, de chagrins de cœur et d'amour, de mélancolie, de dépressions nerveuses, d'abattement, d'angoisse des examens, de troubles du sommeil, de chocs, de stress, de deuil, de sensibilité à la météorologie, de colère ; apporte la paix et le calme ; confère force et endurance.

Divers : pour la protection contre les insectes.

Attention ! Diluer fortement ; sinon, peut conduire à des irritations cutanées et à des réactions allergiques.

Mélisse indienne

NOM :	*Melissa indicum* ; distillat de mélisse et d'herbe de citronnelle
HABITAT :	Europe, Amérique du Sud, Proche-Orient
OBTENTION :	distillation à la vapeur d'eau de la partie aérienne de la plante
FRAGRANCE/GOÛT :	frais ; évoque les agrumes
NOTE :	cœur/tête
ÉLÉMENT :	eau
SIGNE :	Gémeaux
PLANÈTE :	Mercure

Action sur le corps : antibactérienne, dépurative, carminative, emménagogue, antivirale ; dissout les mucosités.

- *Utilisation : en cas* d'infections, de sinusites, de migraine.

Action sur le mental : rafraîchissante ; harmonise, favorise la concentration, améliore l'humeur.

- *Utilisation : en cas* de dépression, de fatigue, de sensations de vertige.

Menthe bergamote

NOM :	*Mentha citrata*
FAMILLE :	labiacées
HABITAT :	France
OBTENTION :	distillation à la vapeur d'eau de la partie aérienne de la plante
FRAGRANCE/GOÛT :	délicat, fruité, douceâtre, doux, mentholé
NOTE :	tête
ÉLÉMENT :	air
SIGNE :	Verseau
PLANÈTE :	Uranus

Action sur le corps : antiseptique, fébrifuge, stomachique.

- *Utilisation : en cas* de maux de tête, de maux d'estomac, de troubles menstruels, de nausées.

Action sur le mental : stimulante, notamment pour le système nerveux.

- *Utilisation : en cas* de fatigue psychique.

Menthe des champs

NOM :	*Mentha arvensis*
FAMILLE :	labiacées
HABITAT :	Asie, Europe, Amérique du Sud
OBTENTION :	distillation à la vapeur d'eau des feuilles et des fleurs
FRAGRANCE/GOÛT :	frais, légèrement piquant
NOTE :	tête
ÉLÉMENT :	air
SIGNE :	Gémeaux

Action sur le corps : stimulante, antiseptique, carminative, spasmolytique, hépatique, stomachique, emménagogue, microbicide, antalgique, digestive ; dissout les mucosités, inhibe la transpiration.

- *Utilisation : en cas* d'asthme, de bronchite, de diarrhée, de vomissements, de rhume, d'indisposition due aux vents dominants, de calculs biliaires, de douleurs articulaires, de palpitations cardiaques, de toux, de sciatique, de maux de tête, de paralysie, de migraine, de mauvaise haleine, d'inflammation de la muqueuse buccale, de douleurs musculaires, de sinusite, de syncope, de coryza, de choc, de vertiges, de tuberculose, de nausées, de maux de dents.

Action sur le mental : vivifiante, rafraîchissante, fortifie la mémoire, facilite la concentration, modère les pulsions.

- *Utilisation : en cas* de manque de concentration, d'épuisement psychique, d'état de choc moral, de sensibilité météorologique ; favorise la pensée claire et la raison.

Attention ! Ne pas utiliser en cas de rhume des foins. Ne pas utiliser pendant un traitement homéopathique. Les enfants au-dessous de six ans ne doivent pas ingérer.

Menthe nanah

NOM :	*Mentha viridis var. nanah*
FAMILLE :	labiacées
HABITAT :	Maroc
OBTENTION :	distillation des feuilles à la vapeur d'eau
FRAGRANCE/GOÛT :	frais, aimable, mentholé
NOTE :	tête
ÉLÉMENT :	air
SIGNE :	Gémeaux
PLANÈTE :	Mercure

Action sur le corps : astringente, antiseptique, anesthésiante (localement), carminative, fébrifuge, cholérétique, diurétique, spasmolytique, hépatique, stomachique, digestive ; désengorge.

- *Utilisation : en cas* d'acné, d'asthme, de flatulences, de bronchite, de rhume, de fièvre, de troubles biliaires, de maux de tête, de troubles hépatiques, de migraine, de sinusite, de nausées.

Action sur le mental : stimulante, rafraîchissante, clarifiante ; fortifie les nerfs.

- *Utilisation : en cas* de manque de concentration, de stress.

Menthe poivrée

NOM :	*Mentha piperita*
FAMILLE :	labiacées
Habitat :	le monde entier
OBTENTION :	distillation à la vapeur d'eau de la partie aérienne de la plante
FRAGRANCE/GOÛT :	frais, pénétrant, herbeux, épicé ; évoque le camphre
NOTE :	tête
ÉLÉMENT :	air/feu
SIGNE :	Verseau/Gémeaux
PLANÈTE :	Uranus/Mercure

Action sur le corps : astringente, antiseptique, carminative, anti-inflammatoire, fébrifuge, cholérétique, vasoconstrictrice, spasmolytique, hépatique, stomachique, emménagogue, microbicide, antalgique, sudorifique, antivirale, vermifuge ; calme les démangeaisons, dissout les mucosités.

- *Utilisation : en cas* d'acné, d'asthme, de flatulences, de bronchite, de vomissements, de rhume, d'infections par des champignons filiformes, de fièvre, de grippe, de zona, d'herpès, de palpitations cardiaques, de maux de tête, de toux spasmodique, de coliques, de crampes, de gale, de problèmes circulatoires, de migraine, de mauvaise haleine, de douleurs musculaires, de sinusites, de nausées, de troubles digestifs, de maux de dents ; pour doper les forces de défense.

Action sur le mental : fortifie les nerfs, améliore la concentration.

- *Utilisation : en cas* d'épuisement, de manque de mémoire, de manque de concentration, de syncope, de sensations de vertige ; apporte confiance en soi et fiabilité.

Divers : pour se défendre contre les insectes.

Menthe verte

NOM :	*Mentha spicata*
FAMILLE :	labiacées
HABITAT :	Asie, ouest du Bassin méditerranéen, États-Unis
OBTENTION :	distillation à la vapeur d'eau des sommités fleuries
FRAGRANCE/GOÛT :	frais, douceâtre
NOTE :	tête
ÉLÉMENT :	air/feu
SIGNE :	Verseau/Gémeaux
PLANÈTE :	Uranus/Mercure

Action sur le corps : astringente, stimulante, antiseptique, anesthésiante (localement), carminative, fébrifuge, cholérétique, diurétique, spasmolytique, hépatique, stomachique, antalgique, digestive ; désengorge, fortifie les nerfs, dissout les mucosités.

- *Utilisation : en cas* d'acné, d'asthme, de flatulences, de bronchite, de vomissements, de rhume, d'épuisement, de fièvre, d'indisposition due aux vents dominants, de troubles biliaires, de grippe, d'inflammations cutanées, de palpitations cardiaques, de toux, de piqûres d'insecte, de catarrhe, de coliques, de maux de tête, de troubles hépatiques, de migraine, de sinusite, de hoquet, de coryza, de vertiges, de nausées, de troubles digestifs.

Action sur le mental : stimulante, inspirante ; fortifie la mémoire, facilite la concentration, fortifie les nerfs.

- *Utilisation : en cas* de manque de concentration, de lassitude, de fatigue, de choc, de stress.

Attention ! Ne pas utiliser pendant un traitement homéopathique.

Michelia

NOM :	*Michelia champaca*
FAMILLE :	magnoliacées
HABITAT :	Inde
OBTENTION :	extraction des fleurs à l'hexane

FRAGRANCE/GOÛT : floral, exotique ; parfum floral lourd et entêtant
NOTE : cœur
ÉLÉMENT : eau
SIGNE : Taureau
PLANÈTE : Vénus

Action sur le corps : aucune connue.
- *Utilisation :* néant.

Actions sur le mental : équilibrante, euphorisante ; améliore l'humeur.
- *Utilisation : en cas* d'atonie, de fatigue phychique.

Miel

NOM : miel d'*Apis mellifica*
FAMILLE : cire d'abeille
HABITAT : monde entier
OBTENTION : extraction à l'alcool, puis distillation à la vapeur d'eau des rayons de miel
FRAGRANCE/GOÛT : doux, chaud, sucré, cireux
NOTE : base
ÉLÉMENT : terre
SIGNE : Balance
PLANÈTE : Vénus

Action sur le corps : soigne la peau.
- *Utilisation : en cas* de peau enflammée.

Action sur le mental : équilibrante, tranquillisante.

- *Utilisation : en cas* de nervosité, de troubles du sommeil ; contre le sentiment de solitude, la froideur sentimentale ; ouvre les personnes fermées ; comme consolateur (baume de l'âme).

Attention ! Ne pas utiliser en cas d'allergie à la propolis.

Millepertuis

NOM :	*Hypericum perforatum*
FAMILLE :	guttiféracées
HABITAT :	Asie, Europe, Afrique du Nord
OBTENTION :	distillation à la vapeur d'eau de la partie aérienne de la plante
FRAGRANCE/GOÛT :	douceâtre
NOTE :	cœur
ÉLÉMENT :	eau
SIGNE :	Poissons
PLANÈTE :	Neptune

Action sur le corps : désinfectante, spasmolytique (bronches), anti-inflammatoire, cicatrisante ; dissout les mucosités.

- *Utilisation : en cas* d'épanchements sanguins, d'hématomes, de rhume, d'abcès, de peau sèche et enflammée, de sciatique, de tiraillements musculaires, de contusions, de brûlures, de vertiges, de coups de soleil ; pour guérir les blessures.

Action sur le mental : tranquillisante ; atténue la dépression, harmonise, fortifie les nerfs.

- *Utilisation : en cas* d'impuissance, de mélancolie, d'insomnie, de perturbations du système nerveux végétatif ; contre l'hystérie.

Attention ! Ne pas ingérer.

Mimosa

NOM :	*Acacia dealbata*
FAMILLE :	mimosacées
HABITAT :	Australie, Brésil, Inde, Afrique du Sud, midi de la France
OBTENTION :	extraction des fleurs à l'hexane
FRAGRANCE/GOÛT :	sucré, floral, chaud, aimable, âpre
NOTE :	cœur
ÉLÉMENT :	feu
SIGNE :	Sagittaire
PLANÈTE :	Jupiter

Action sur le corps : antiseptique, dépurative, anti-inflammatoire, cordiale ; humidifie, soigne la peau.

- *Utilisation : en cas* de diarrhée, de faiblesse cardiaque, de problèmes hépatiques, d'affections de la rate ; pour les soins de la peau.

Action sur le mental : légèrement euphorisante ; rend optimiste, réchauffe.

- *Utilisation : en cas* d'angoisses, de dépression, de froideur sentimentale, d'hypersensibilité, de troubles du sommeil, de choc ; contre la froideur affective, les complexes d'infériorité ; apporte l'optimisme.

Attention ! Ne pas ingérer.

Mousse de chêne

NOM :	*Evernia prunastri*
FAMILLE :	usnéacées
HABITAT :	Europe de l'Est, Balkans, France, Maroc
OBTENTION :	extraction à l'alcool
FRAGRANCE/GOÛT :	boisé, terreux, moussu, sylvestre, masculin
NOTE :	base
ÉLÉMENT :	terre
SIGNE :	Vierge
PLANÈTE :	Vénus

Action sur le corps : antibactérienne, antiseptique ; soulage l'irritation, dissout les mucosités.

- *Utilisation : en cas* d'angine, de bronchite chronique, de sinusite, de coryza ; pour le traitement des blessures.

Action sur le mental : légèrement érotisante, relaxante.

- *Utilisation : en cas* de tensions nerveuses, de sensations d'inquiétude, d'insomnie.

Divers : support naturel dans la fabrication des parfums
Attention ! Non à usage interne, ne pas ingérer : extrait aux solvants.

Moutarde

Nom :	*Brassica nigra ; Sinapis alba*
Famille :	brassicacées ; crucifères
Habitat :	sud-est du Bassin méditerranéen
Obtention :	distillation à la vapeur d'eau des graines
Fragrance/goût :	légèrement acidulé, piquant, pénétrant, mordant
Note :	cœur/tête
Élément :	eau
Signe :	Poissons
Planète :	Neptune

Action sur le corps : stimulante, apéritive, émétique, fébrifuge, diurétique, microbicide.

- *Utilisation :* néant.

Action sur le mental : aucune connue.

- *Utilisation :* aucune connue.

Attention ! Ne pas ingérer : toxique. Ne pas frictionner : provoque des cloques sur la peau.

Muscade [noix de]

NOM :	*Myristica fragrans*
FAMILLE :	myristicacées
HABITAT :	Bornéo (Kalimantan, Indonésie), Brésil, Chine, Inde, Sri Lanka
OBTENTION :	distillation à la vapeur d'eau de la noix broyée
FRAGRANCE/GOÛT :	chaud, épicé, âpre, aromatique, moelleux
NOTE :	base
ÉLÉMENT :	terre
SIGNE :	Lion
PLANÈTE :	Soleil

Action sur le corps : stimulante, antirhumatismale, antiseptique, apéritive, carminative, spasmolytique, emménagogue, anti-oxydante, antalgique, fortifiante, digestive (fortement) ; active l'irrigation sanguine, empêche les vomissements, stimule la circulation sanguine, tue les larves, stimule la sécrétion de suc gastrique.

- *Utilisation : en cas* d'arthrite, d'infections bactériennes, de flatulences, d'hypotension artérielle, de troubles intestinaux, de troubles de l'irrigation sanguine, de diarrhée, de troubles biliaires, de douleurs articulaires, de goutte, de grippe, d'hémorroïdes, de faiblesse cardiaque, de sciatique, de faiblesse et de fluctuations circulatoires, de troubles hépatiques, d'embarras gastrique, de mauvaise haleine, de courbatures, de douleurs musculaires, de saignements de nez, de névrite, de rhumatismes, de dysenterie, d'états douloureux, de nausées, de digestion paresseuse.

Action sur le mental : fortement stimulante ; atténue la dépression, favorise la concentration, fortifie les nerfs, stimule les rêves.

- *Utilisation : en cas* d'obnubilation, de dépression, de manque d'énergie, de frigidité, d'impuissance, de manque de concentration, de fatigue, de léthargie, de tremblements internes ; pour stimuler l'activité cérébrale.

Attention ! Employer avec parcimonie : peut provoquer, à trop fortes doses, des états d'ébriété ou de la tachycardie et des nausées. Ne convient pas aux épileptiques ni aux petits enfants. Ne pas utiliser pendant la grossesse.

Myrrhe

NOM :	*Commiphora myrrha ; Commiphora molmol ; Commiphora abyssinica*
FAMILLE :	burséracées
HABITAT :	Arabie, Yémen, Afrique du Nord et de l'Est, Somalie, Soudan
OBTENTION :	extraction ainsi que distillation à la vapeur d'eau de la résine

FRAGRANCE/GOÛT : balsamique, chaud/épicé, âpre/amer
NOTE : cœur
ÉLÉMENT : terre
SIGNE : Vierge
PLANÈTE : Mercure

Action sur le corps : astringente, antiseptique, carminative, hémostatique, désinfectante, anti-inflammatoire, emménagogue, fongicide, revitalisante, vulnéraire ; active l'irrigation sanguine, tonifie la peau, dissout les mucosités.

- *Utilisation : en cas* d'arthrite, d'asthme, de bronchite, de fièvre ganglionnaire, de rhume, d'eczéma, de mycose des pieds, d'abcès, d'hémorroïdes, de vieillissement de la peau, de problèmes cutanés, d'enrouement (en gargarisme), de toux,de démangeaisons, de catarrhe, de douleurs menstruelles, de mauvaise haleine, de douleurs musculaires, de gorge enflammée, de rhumatismes (en cataplasmes), d'extinction de voix, de troubles digestifs, de problèmes de dents et de gencives ; pour les soins de la peau.

Action sur le mental : purifie l'âme, favorise la paix intérieure et l'équilibre, donne de la force, donne de l'équilibre en cas d'épuisement psychique.

- *Utilisation : en cas* de manque d'entrain, de fatigue psychique ; augmente l'optimisme, la fiabilité.

Divers : huile de méditation.

Attention ! Ne pas utiliser pendant la grossesse : la myrrhe stimule l'utérus.

Myrte

NOM :	*Myrtus communis*
FAMILLE :	myrtacées
HABITAT :	Bassin méditerranéen, Pakistan
OBTENTION :	distillation à la vapeur d'eau des extrémités de rameau
FRAGRANCE/GOÛT :	frais, herbeux, légèrement épicé, léger
NOTE :	tête/cœur
ÉLÉMENT :	air
SIGNE :	Vierge
PLANÈTE :	Mercure

Action sur le corps : astringente, antiseptique, expectorante, anti-inflammatoire, antalgique ; fortifie les défenses, neutralise les odeurs, soigne la peau, dissout les mucosités.

- *Utilisation : en cas* d'acné, d'allergies, de cystite, de bronchite, de troubles intestinaux, de diarrhée, de douleurs articulaires, de gorge enflammée, d'hémorroïdes, de problèmes cutanés, d'enrouement, de toux, de coqueluche, d'infection pulmonaire, de douleurs musculaires, de rhinite, d'otite, de prostatite, de toux du fumeur, de douleurs rhumatismales, de coryza, de sinusite, de tuberculose, de troubles pelviens ; pour les soins du visage ; désengorge le système lymphatique.

Action sur le mental : harmonise, équilibre.

- *Utilisation : en cas* d'angoisses, d'instabilité psychique, d'irritabilité, d'autodestruction, de sautes d'humeur ; dans les affres de la mort ; en cas de surmenage, d'incertitude, de désespoir ; apporte le calme, donne de la force.

Divers : bonne huile de méditation, nettoie l'aura.

Narcisse

NOM :	*Narcissus poeticus*
FAMILLE :	amaryllidacées
HABITAT :	Europe méridionale, Proche-Orient
OBTENTION :	extraction des fleurs à l'hexane
FRAGRANCE/GOÛT :	sucré, romantique, moelleux, câlin, floral, fin
NOTE :	cœur
ÉLÉMENT :	eau
SIGNE :	Balance
PLANÈTE :	Vénus

Action sur le corps : spasmolytique.

- *Utilisation : en cas* de nausées (provoque les vomissements).

Action sur le mental : aphrodisiaque, inspirante, euphorisante, érotisante.

- *Utilisation :* active l'intuition, donne des ailes à l'imagination.

Attention ! Pas d'ingestion orale : toxique. Peut conduire du vomissement à la paralysie, puis à la mort.

Nard indien

NOM :	*Nardostachys jatamansi*
FAMILLE :	valérianacées
HABITAT :	montagnes de l'Himalaya (Inde et Chine)
OBTENTION :	distillation de la racine à la vapeur d'eau
FRAGRANCE/GOÛT :	âpre, amer, terreux, moelleux, sucré/boisé
NOTE :	base
ÉLÉMENT :	terre
SIGNE :	Vierge
PLANÈTE :	Mercure

Action sur le corps : laxative, bactéricide, fébrifuge, cordiale, spasmolytique, stomachique, fongicide ; abaisse la tension artérielle, neutralise les odeurs.

- *Utilisation : en cas* d'allergies, de coliques intestinales, de faiblesse intestinale d'origine nerveuse, d'inflammations, d'épilepsie, de troubles biliaires, d'irritations cutanées, de troubles cardiaques d'origine nerveuse, de troubles circulatoires d'origine nerveuse, de faiblesse gastrique d'origine nerveuse, de troubles menstruels, de migraine, d'affections pelviennes.

Action sur le mental : stimulante, tranquillisante, relaxante, somnifère, stabilisante ; fortifie les nerfs.

- *Utilisation :* lorsqu'on est sous pression (rendement) ; en cas de faiblesse nerveuse, d'instabilité, d'insomnie, de stress ; dissout les blocages émotionnels, apporte le calme, donne de la force.

Divers : bonne huile de méditation.

Néroli

NOM :	*Citrus aurantium var. amara ; Citrus bigaradia*
FAMILLE :	rutacées
HABITAT :	Afrique du Nord, Proche-Orient, Europe méridionale
OBTENTION :	distillation à la vapeur d'eau ou extraction à l'hexane des fleurs blanches
FRAGRANCE/GOÛT :	chaud, douceâtre, tendrement floral, aimable
NOTE :	cœur
ÉLÉMENT :	air
SIGNE :	Lion/Cancer
PLANÈTE :	Soleil/Lune

Action sur le corps : antiseptique, bactéricide, carminative, cordiale, spasmolytique, cicatrisante, fongicide, digestive ; neutralise les odeurs, soigne la peau, calme le cœur, régularise le rythme cardiaque, régénère.

- *Utilisation : en cas* de bronchite, de problèmes intestinaux, de maux de tête, de troubles hépatiques, de problèmes gastriques, de troubles menstruels, de syndrome prémenstruel ; pour l'entretien de la peau, la stimulation du renouvellement cellulaire.

Action sur le mental : aphrodisiaque, érotisante ; atténue (fortement) la dépression, décontracte (psychiquement).

- *Utilisation : en cas* d'angoisses, de répugnance au travail, de troubles psychosomatiques, de peau trop mince (origine émotionnelle), d'épuisement psychique, de nervosité, d'angoisse des examens, d'insomnie, de choc, de désespoir, d'hystérie ; améliore la mémoire, cicatrise les blessures de l'âme.

Divers : fortifie l'aura ; huile/baume pour l'âme (très bonne).

Niaouli

NOM :	*Melaleuca viridiflora*
FAMILLE :	myrtacées
HABITAT :	Australie, Afrique du Nord
OBTENTION :	distillation des feuilles et des rameaux à la vapeur d'eau

FRAGRANCE/GOÛT : herbeux, piquant, clair ; évoque le camphre
NOTE : tête/cœur
ÉLÉMENT : air
SIGNE : Vierge
PLANÈTE : Mercure

Action sur le corps : (fortement) antiseptique, bactéricide, anti-inflammatoire, fébrifuge, spasmolytique, cicatrisante, fongicide, antalgique, sudorifique, antivirale, vermifuge ; fortifie les défenses, dissout les mucosités.

- *Utilisation : en cas* d'acné, d'arthrite, d'asthme, de cystite, de bronchite, de parasites intestinaux, de troubles intestinaux, de furoncles, de douleurs articulaires, d'ulcères, de grippe, de zona, d'infection des voies urinaires, de problèmes cutanés, d'herpès (pustules labiales), de coqueluche, de maux de tête, de troubles gastriques, de tensions musculaires, de sinusites, d'infections rénales, de peau parcheminée, de polyarthrite, d'affections rhumatismales, d'inflammation des muqueuses, de coryza, de brûlures, de vers, de blessures.

Action sur le mental : stimulante, fortifiante ; favorise la concentration, atténue la dépression.

- *Utilisation : en cas* d'angoisses, de manque d'entrain, de dépression.

Nigelle
(romaine, cultivée)

NOM : *Nigella sativa*
FAMILLE : renonculacées
HABITAT : Inde
OBTENTION : distillation des graines à la vapeur d'eau
FRAGRANCE/GOÛT : aromatique, poivré, épicé
NOTE : base
ÉLÉMENT : terre
SIGNE : Bélier
PLANÈTE : Mars

Action sur le corps : carminative, digestive.

- *Utilisation : en cas* de tensions musculaires et articulaires.

Action sur le mental : fortifie et réchauffe.

Divers : cette huile est principalement utilisée comme aromate culinaire.

Œillet de jardin

NOM : *Dianthus caryophyllus*
Famille : caryophyllacées
HABITAT : Égypte
OBTENTION : extraction des fleurs à l'hexane

FRAGRANCE/GOÛT :	floral, épicé, plein, sensuel, légèrement exotique
NOTE :	cœur
ÉLÉMENT :	eau
SIGNE :	Cancer
PLANÈTE :	Lune

Action sur le corps : aucune connue.

- *Utilisation :* néant.

Action sur le mental : inspirante, fortifiante ; met dans une humeur sensuelle.

- *Utilisation :* c'est « la fleur des souffrances du cœur ».

Oignon

NOM :	*Allium cepa*
FAMILLE :	liliacées
HABITAT :	Égypte, Asie, Europe, Mexique
OBTENTION :	distillation de l'oignon à la vapeur d'eau
FRAGRANCE/GOÛT :	désagréablement soufré, importunément puant
NOTE :	base
ÉLÉMENT :	terre/feu
SIGNE :	Taureau
PLANÈTE :	Vénus

Action sur le corps : antiseptique, bactéricide, carminative, anti-inflammatoire, diurétique, fortement germicide, stomachique, microbicide, fongicide, digestive, vermifuge ; abaisse la pression sanguine et le niveau de cholestérol.

- *Utilisation : en cas* d'hypertension, de parasites intestinaux, de rhume, de goutte, de rhumatismes, de grippe, de palpitations cardiaques, d'obésité, de rhinite.

Action sur le mental : tranquillisante.

- *Utilisation : en cas* de nervosité.

Divers : odeur désagréable.

Oliban

NOM :	*Boswellia carteri*
FAMILLE :	burséracées
HABITAT :	Égypte, Nubie, sud de l'Arabie, Somalie
OBTENTION :	distillation de la résine à la vapeur d'eau
FRAGRANCE/GOÛT :	chaud, sucré, balsamique
NOTE :	base
ÉLÉMENT :	feu
SIGNE :	Capricorne
PLANÈTE :	Saturne

Action sur le corps : astringente, antiseptique, calmante, carminative, anti-inflammatoire, diurétique, emménagogue, cicatrisante, fortifiante, digestive, vulnéraire ; approfondit la respiration, fortifie et soutient l'utérus, lisse et régénère la peau, dissout les mucosités, protège les cellules.

- *Utilisation : en cas* d'asthme, de cystite, d'hémorragies, d'hémoptysie, de bronchite, d'eczéma, de rhume, de rides, d'ulcères, de goutte, de grippe ; en cas de peau sèche, fanée et fatiguée ; en cas de maladies de peau, de toux, de catarrhe, de souffle court, de cicatrices, d'inflammation de la gorge, de coryza chronique, de syphilis, de pertes blanches, de blessures, de saignements entre les règles.

Action sur le mental : adoucit et approfondit les pensées.

- *Utilisation : en cas* d'angoisses, d'irritabilité, de perplexité, de tensions nerveuses, de stress,de réactions instinctives excessives ; ralentit et approfondit la respiration ; apporte le calme, confère la clarté.

Divers : huile de prière et de méditation ; pour purifier l'air.

Opoponax

NOM :	*Commiphora erythraea* (provient d'*Opopanax chironium*)
FAMILLE :	burséracées

HABITAT :	Iran, Asie Mineure, Europe méridionale
OBTENTION :	distillation de la résine à la vapeur d'eau
FRAGRANCE/GOÛT :	sucré, boisé ; évoque les racines
NOTE :	base
ÉLÉMENT :	terre
SIGNE :	Taureau
PLANÈTE :	Vénus

Action sur le corps : antiseptique, spasmolytique ; soulage la toux d'irritation, dissout les mucosités.

Utilisation : en cas d'affections des voies respiratoires, d'asthme, de flatulences, de bronchite, de diarrhée, de gingivite.

Action sur le mental : équilibrante, relaxante ; décrispe le mental, approfondit la pensée, réchauffe.

- *Utilisation : en cas* de surmenage nerveux, de nervosité.

Divers : bonne huile de méditation.

Orange douce

NOM :	*Citrus aurantium ; Citrus sinensis*
FAMILLE :	rutacées
HABITAT :	Afrique, Chine, Pakistan, Europe méridionale, États-Unis
OBTENTION :	pression à froid de l'écorce du fruit

FRAGRANCE/GOÛT : frais, douceâtre, chaud, fruité
NOTE : tête
ÉLÉMENT : air
SIGNE : Lion
PLANÈTE : Soleil

Action sur le corps : antiseptique, apéritive, bactéricide, carminative, désinfectante, anti-inflammatoire, fébrifuge, cholérétique, cordiale, stomachique, fongicide, digestive ; abaisse la tension artérielle, détoxique, fortifie les tissus, détoxique et tonifie la peau.

- *Utilisation : en cas* de cystite, de fièvre, de stase biliaire ; pour détoxiquer et entretenir la peau ; en cas d'obésité, d'abcès de la muqueuse buccale, de problèmes rénaux, de troubles digestifs, de constipation, de collections d'eau, de gingivite, de cellulite ; stimule le flux de lymphe.

Action sur le mental : ragaillardit, détend, euphorise, harmonise, réchauffe, atténue la dépression.

- *Utilisation : en cas* d'angoisses, de dépression, de palpitations cardiaques, de manque de concentration, de nervosité, d'insomnie, de mélancolie, de stress, de tristesse, de rancœurs.

Attention ! Peut provoquer des taches claires sur la peau.

Orange sanguine

NOM :	*Citrus aurantium ; Citrus sinensis mori*
FAMILLE :	rutacées
HABITAT :	Afrique, Amérique, Asie, Europe
OBTENTION :	pression à froid de l'écorce du fruit
FRAGRANCE/GOÛT :	parfum d'agrume fin et frais ; sucré, fruité, chaud
NOTE :	tête
ÉLÉMENT :	air
SIGNE :	Lion
PLANÈTE :	Soleil

Action sur le corps : antiseptique, bactéricide, carminative, anti-inflammatoire, cholérétique, cordiale, stomachique, fongicide, digestive ; abaisse la tension artérielle, détoxique, revitalise la peau.

- *Utilisation : en cas* de bronchite, de rhume, de cellulite, de crampes, de fièvre avec frissons, de troubles digestifs, de constipation, de collections d'eau ; pour soutenir le cœur, activer la circulation, entretenir la peau.

Action sur le mental : facilite l'endormissement, harmonise, confère sérénité et fiabilité.

- Utilisation : en cas de nervosité, de stress ; apporte joie de vivre, optimisme ; confère courage et confiance en soi.

Attention ! Ne pas utiliser pour les bains de soleil : peut provoquer des taches claires sur la peau.

Origan

NOM :	*Origanum vulgare*
FAMILLE :	labiacées
HABITAT :	Europe centrale et méridionale, Afrique du Nord, Russie
OBTENTION :	distillation des feuilles à la vapeur d'eau
FRAGRANCE/GOÛT :	âpre, lourd, légèrement piquant, épicé
NOTE :	base
ÉLÉMENT :	feu/terre
SIGNE :	Vierge
PLANÈTE :	Mercure

Action sur le corps : apéritive, expectorante, bactéricide, carminative, anti-inflammatoire, fébrifuge, diurétique, spasmolytique, germicide (fortement), stomachique, emménagogue, antalgique, sudorifique, vermifuge ; active l'irrigation sanguine, dissout les mucosités, protège les cellules.

- Utilisation : en cas d'acné, de manque d'appétit, d'asthme, de bronchite, de troubles de l'irrigation sanguine, de diarrhée, d'eczéma, de vomissements, de mycose des pieds, de jaunisse, de douleurs articulaires, de grippe, de parasites de la peau, de fièvres infectieuses, de piqûres d'insecte, de coqueluche, de coliques, de poux, de faiblesse gastrique, de douleurs musculaires, de sinusites (éventuellement purulentes), de toux d'irritation, de rhumatismes, de cellulite ; pour les soins de la peau.

Action sur le mental : stimule la mémoire.

- Utilisation : en cas de troubles liés à l'âge, d'affections psychosomatiques, de manque de mémoire ; exerce une action équilibrante sur la gestion intérieure des forces.

Attention ! Ne pas utiliser pendant la grossesse. Irrite la peau.

Ortie

NOM :	*Urtica dioica*
FAMILLE :	urticacées
HABITAT :	Europe
OBTENTION :	distillation des feuilles à la vapeur d'eau
FRAGRANCE/GOÛT :	parfum légèrement vert (feuilles)
NOTE :	base
ÉLÉMENT :	feu
SIGNE :	Scorpion
PLANÈTE :	Mars

Action sur le corps : antirhumatismale, dépurative, hémostatique, diurétique, galactogène, digestive, vermifuge ; détoxique.

- *Utilisation : en cas* d'angine, de diarrhée, d'eczéma, de goutte, de calculs et de rétentions urinaires, de troubles menstruels (aménorrhée), d'affections rénales, de stomatite ulcéreuse (en gargarismes), de rhumatismes, de vers, de gingivite ; pour désintoxiquer ; abaisse une glycémie trop élevée ; fortifie des glandes affaiblies.

Action sur le mental : fortifiante.

- *Utilisation : en cas* de fatigue psychique.

Osmanthus

NOM :	*Osmanthus fragrans*
FAMILLE :	oléacées
HABITAT :	Chine
OBTENTION :	extraction des fleurs à l'hexane
FRAGRANCE/GOÛT :	plein, exotique, sucré, floral
NOTE :	cœur
ÉLÉMENT :	eau
SIGNE :	Taureau
PLANÈTE :	Vénus

Action sur le corps : aucune connue.

- Utilisation : aucune connue.

Action sur le mental : équilibrante ; harmonise et éclaircit l'humeur.

- *Utilisation : en cas* de mélancolie.

Palmarosa

NOM :	*Cymbopogon martinii*
FAMILLE :	poacées ; graminacées
HABITAT :	Java (Indonésie), Afrique du Nord, Inde
OBTENTION :	distillation de l'herbe à la vapeur d'eau
FRAGRANCE/GOÛT :	herbeux, finement floral, frais ; évoque la rose et le géranium
NOTE :	cœur/tête
ÉLÉMENT :	eau
SIGNE :	Poissons
PLANÈTE :	Neptune

Action sur le corps : antiseptique, bactéricide, anti-inflammatoire, fébrifuge, spasmolytique, cicatrisante, antalgique, fortifiante, digestive ; abaisse la tension artérielle, active l'irrigation sanguine, entretient la peau, régule les glandes sébacées, régénère les cellules.

- *Utilisation : en cas* d'acné, d'allergies, de manque d'appétit, d'hypertension, d'infections intestinales, de paresse intestinale, de rides, d'infections des organes sexuels/des voies urinaires/de la peau ; en cas d'écorchures cutanées, d'herpès, de maux de tête, de crampes, de troubles menstruels, de cicatrices, de dysenterie, de typhoïde ; pour la régénération des tissus cellulaires.

Action sur le mental : harmonise, adoucit et éclaircit l'humeur.

- *Utilisation : en cas* de dépression, d'épuisement nerveux, d'hystérie, de nervosité, de troubles du sommeil, de sautes d'humeur, de tensions ; confère fiabilité et satisfaction.

Divers : pour la purification de l'air.

Pamplemousse

NOM :	*Citrus paradisi ; Citrus decumana*
FAMILLE :	rutacées
HABITAT :	Israël, Afrique du Sud, Espagne, États-Unis, Indes Occidentales
OBTENTION :	pressage à froid de l'écorce du fruit
FRAGRANCE/GOÛT :	léger, pétillant, frais, doux-amer, fruité
NOTE :	tête
ÉLÉMENT :	air
SIGNE :	Gémeaux
PLANÈTE :	Mercure

Action sur le corps : astringente, antiseptique, apéritive, bactéricide, dépurative, diurétique, fortifiante ; détoxique, fortifie le tissu conjonctif, active l'irrigation sanguine, régénère et tonifie la peau, stimule la lymphe.

- *Utilisation : en cas* d'acné, de manque d'appétit, de faiblesse des tissus conjonctifs, d'affections de la vessie, de faiblesse biliaire, de grippe, de maux de tête, de courbatures, de pores bouchés, de fièvre avec frissons, de surmenage (des muscles, des tendons et ligaments), de cellulite ; pour détoxiquer le corps, réguler les glandes sudoripares, stimuler le thalamus.

Action sur le mental : atténue la dépression, euphorise.

- *Utilisation : en cas* d'angoisses, de manque d'entrain, d'hyperactivité, de stress, d'humeurs négatives, d'épuisement psychique ; contre le trac, la fatigue ; stimule la créativité, la confiance en soi.

Divers : pour assainir l'air dans les locaux.

Patchouli

NOM :	*Pogostemon patchouli ; Pogostemon cablin*
FAMILLE :	labiacées
HABITAT :	Chine, Inde, Seychelles, Asie du Sud-Est, Amérique du Sud
OBTENTION :	distillation à la vapeur d'eau des feuilles séchées et le plus souvent fermentées
FRAGRANCE/GOÛT :	lourd, floral, âpre/doux, exotique ; évoque la mousse et la fumée
NOTE :	base/cœur
ÉLÉMENT :	terre
SIGNE :	Taureau
PLANÈTE :	Vénus

Action sur le corps : astringente, stimulante, antiseptique, bactéricide, carminative, anti-inflammatoire, fébrifuge, diurétique, stomachique, cicatrisante, fongicide, digestive, antivirale, vulnéraire ; neutralise les odeurs, empêche les vomissements, régénère les cellules.

- *Utilisation : en cas* d'abcès, d'acné, de brûlures, d'impétigo, d'eczéma, de rides, de mycose des pieds, d'hémorroïdes, d'affections cutanées, de champignons buccaux, de névrodermite, d'infections par des champignons, de pellicules et de squames, d'écorchures, de champignons vaginaux, d'intoxications ; pour l'entretien des cheveux.

Action sur le mental : aphrodisiaque, érotisante ; atténue la dépression, enracine, fortifie les nerfs.

- *Utilisation : en cas* d'angoisses, de dépression, d'épuisement nerveux, de frigidité, de manque de concentration ; apporte l'enracinement, fortifie la conscience de soi, donne un sentiment de sécurité, confère constance et fermeté.

Divers : très bonne huile de méditation. Chasse les mites.

Attention ! Ne pas ingérer.

Pélargonium

NOM :	*Pelargonium graveolens*
FAMILLE :	géraniacées
HABITAT :	Égypte, Algérie, Angola, Brésil, est de l'Afrique

OBTENTION :	distillation à la vapeur d'eau des feuilles et des fleurs
FRAGRANCE/GOÛT :	chaud, floral, légèrement résineux ; évoque la rose et un peu l'agrume
NOTE :	cœur
ÉLÉMENT :	eau
SIGNE :	Cancer
PLANÈTE :	Lune

Action sur le corps : astringente, antiseptique, hémostatique, anti-inflammatoire, diurétique, fongicide, antalgique, vulnéraire ; fortifie les tissus, soigne et tonifie la peau, fortifie les reins.

- *Utilisation : en cas* de couperose, d'engorgement dans les seins, d'affections intestinales, de diabète, de diarrhée, d'eczéma sec, d'inflammations, de jaunisse, d'ulcères, de névralgies faciales, de zona, d'hémorroïdes avec écoulement de sang, de maux de gorge, d'affections et d'inflammations cutanées, de taches sur la peau, de douleurs lombaires, de poux, de troubles gastriques, d'amygdalite, d'inflammation de la muqueuse buccale, de douleurs musculaires, de saignements de nez, de calculs rénaux, de pellicules et de squames, de psoriasis, de saignements pelviens, de brûlures, de troubles de la ménopause, de blessures, de gingivite, de cellulite ; pour fortifier les reins, régénérer la peau, fortifier le foie, stimuler le flux de lymphe.

Action sur le mental : ragaillardit, équilibre, tranquillise, atténue (fortement) la dépression, harmonise, console.

- *Utilisation : en cas* d'angoisses, de dépression, d'épuisement, de troubles du sommeil, de tensions nerveuses, de stress.

Divers : pour luttes contre les insectes et la vermine.
Attention ! Ne pas ingérer.

Persil

NOM :	*Petroselinum sativum*
FAMILLE :	apiacées ; ombellifères
HABITAT :	Europe, Inde, Amérique du Nord, Russie
OBTENTION :	distillation à la vapeur d'eau de la partie aérienne de la plante et des graines
FRAGRANCE/GOÛT :	chaud, boisé, épicé, herbeux
NOTE :	cœur/tête
ÉLÉMENT :	eau
SIGNE :	Poissons
PLANÈTE :	Neptune

Action sur le corps : laxative, astringente, antiseptique, apéritive, carminative, dépurative, fébrifuge, diurétique, stomachique, emménagogue, microbicide, digestive ; abaisse la tension artérielle, dissout les mucosités.

- *Utilisation : en cas* d'arthrite, de flatulences, d'infection de la vessie, de faiblesse intestinale, de problèmes de la vésicule biliaire, de calculs biliaires, de douleurs articulaires, d'hémorroïdes, de sciatique, d'infections des voies urinaires, de coliques, de cancer, d'embarras gastrique, de faiblesse de l'estomac, de troubles menstruels, de rhumatismes, de syphilis, de faibles contractions (obstétrique), de cellulite ; pour régénérer le foie.

Action sur le mental : fortifie la mémoire.

- *Utilisation : en cas* de manque de mémoire, de surmenage intellectuel.

Attention ! Sous forme d'huile, légèrement irritant et légèrement toxique ; ne pas utiliser pendant la grossesse.

Piment

NOM :	*Pimenta dioica*
FAMILLE :	myrtacées
HABITAT :	Antilles, Inde, Amérique centrale et du Sud
OBTENTION :	distillation des baies (avant maturité) à la vapeur d'eau
FRAGRANCE/GOÛT :	épicé, fort, sucré ; évoque l'œillet
NOTE :	cœur
ÉLÉMENT :	feu
SIGNE :	Lion
PLANÈTE :	Soleil, Pluton

Action sur le corps : antiseptique, stupéfiante, carminative, anti-oxydante, antalgique, fortifiante ; active l'irrigation sanguine, détend les muscles.

- *Utilisation : en cas* d'arthrite, de flatulences, de bronchite, de douleurs et de raideurs articulaires, de problèmes de peau, de toux, de crampes, d'embarras gastrique, de douleurs musculaires, de rhumatismes, de fièvre avec frissons, de nausées.

Action sur le mental : stimulante.

- *Utilisation : en cas* d'apathie, d'épuisement nerveux, d'indifférence, d'abattement, de stress ; confère la faculté de s'enthousiasmer.

Attention ! N'utiliser que fortement dilué : peut irriter la peau et les muqueuses.

Pin Cembrot

NOM :	*Pinus cembra*
FAMILLE :	pinacées
HABITAT :	Alpes, Carpates, Oural
OBTENTION :	distillation à la vapeur d'eau des rameaux et des aiguilles
FRAGRANCE/GOÛT :	frais, résineux, légèrement âpre
NOTE :	base
ÉLÉMENT :	terre
SIGNE :	Capricorne
PLANÈTE :	Saturne

Action sur le corps : laxative, antiseptique, expectorante, diurétique, cicatrisante, vermifuge ; calme la toux d'irritation, dissout les mucosités.

- *Utilisation : en cas* d'asthme, de cystite, de bronchite, de voix enrouée, d'hémorroïdes, de douleurs cardiaques, de coqueluche, de saignements de nez, de brûlures ; pour guérir les blessures.

Action sur le mental : revitalisante, tranquillisante, fortifiante ; enracine et éclaircit l'humeur.

- *Utilisation : en cas* de manque d'entrain, de dépression ; confère endurance, courage et force.

Pin des marais

NOM :	*Pinus palustris*
FAMILLE :	pinacées
HABITAT :	sud-est des États-Unis
OBTENTION :	distillation à la vapeur d'eau de la sciure et des copeaux
FRAGRANCE/GOÛT :	sucré, balsamique, sylvestre
NOTE :	base
ÉLÉMENT :	terre
SIGNE :	Taureau
PLANÈTE :	Vénus

Action sur le corps : antiseptique, bactéricide, insecticide, antalgique ; dissout les mucosités.

- *Utilisation : en cas* d'arthrite, d'asthme, de bronchite, de troubles de l'irrigation sanguine, de sciatique, de catarrhe, de douleurs musculaires, de sinusite, de rhumatismes, de tensions.

Attention ! Peut, dans certains cas, provoquer des réactions allergiques.

Pin des montagnes

NOM :	*Pinus mungo*
FAMILLE :	pinacées
HABITAT :	Alpes (Europe centrale)
OBTENTION :	distillation des rameaux à la vapeur d'eau
FRAGRANCE/GOÛT :	frais, clair, sylvestre, résineux, balsamique
NOTE :	tête/cœur
ÉLÉMENT :	terre
SIGNE :	Vierge
PLANÈTE :	Mercure

Actions sur le corps : antiseptique, anti-inflammatoire, diurétique, germicide, microbicide, antalgique, antivirale ; approfondit la respiration, active l'irrigation sanguine, calme la toux d'irritation, dissout les mucosités.

- *Utilisation : en cas* de faiblesse immunitaire, d'asthme, de cystite, de bronchite, de rhume, de troubles de l'irrigation sanguine, de cholécystite, de douleurs articulaires, de goutte, d'infection des voies urinaires, de toux, de raideur de la nuque et des épaules, de troubles rénaux, de rhumatismes ; pour libérer les voies respiratoires, améliorer l'irrigation sanguine des tissus.

Action sur le mental : clarifie les pensées, favorise la concentration, fortifie les nerfs.

- *Utilisation : en cas* d'angoisses, de pusillanimité, de surexcitation nerveuse, d'insécurité ; assure l'enracinement, apporte force et énergie.

Divers : bon comme huile de sauna et pour purifier l'air en présence de fumeurs.

Attention ! Ne pas ingérer. Peut irriter la peau et provoquer des réactions allergiques.

Pin Larichio

NOM :	*Pinus laricio*
FAMILLE :	pinacées
HABITAT :	France
OBTENTION :	distillation des rameaux à la vapeur d'eau
FRAGRANCE/GOÛT :	frais, clair, sylvestre, résineux
NOTE :	tête/cœur
ÉLÉMENT :	terre
SIGNE :	Vierge
PLANÈTE :	Mercure

Action sur le corps : antiseptique, anti-inflammatoire, diurétique, germicide, microbicide, antalgique, antivirale ; approfondit la respiration, active l'irrigation sanguine, calme la toux d'irritation, dissout les mucosités.

- *Utilisation : en cas* de faiblesse immunitaire, d'asthme, de cystite, de bronchite, de rhume, de troubles de l'irrigation sanguine, de douleurs articulaires, de goutte, d'infection des voies urinaires, de toux, de rhumatismes ; pour libérer les voies respiratoires, améliorer l'irrigation sanguine des tissus.

Action sur le mental : clarifie la pensée, favorise la concentration, fortifie les nerfs.

- *Utilisation : en cas* d'angoisses, de surexcitation nerveuse, d'insécurité ; confère persévérance, force et énergie ; apporte l'enracinement.

Divers : bon comme huile de sauna et pour purifier l'air en présence de fumeurs.

Attention ! Ne pas ingérer. Peut irriter la peau et provoquer des réactions allergiques.

Pin maritime

NOM :	*Pinus palustris*
FAMILLE :	pinacées
HABITAT :	Amérique, Asie, Europe
OBTENTION :	distillation de la résine à la vapeur d'eau

FRAGRANCE/GOÛT : résineux, frais
NOTE : base
ÉLÉMENT : terre
SIGNE : Capricorne
PLANÈTE : Saturne

Action sur le corps : antiseptique, hémostatique, diurétique, spasmolytique, microbicide, cicatrisante, antalgique, fortifiante, vermifuge ; active l'irrigation sanguine, tue les parasites, dissout les mucosités.

- *Utilisation : en cas* de cystite, de bronchite, d'épilepsie, de calculs biliaires, de chute des cheveux, d'inflammation de la gorge, d'infection des voies urinaires,de sciatique, de catarrhe, de coqueluche, de migraine, de néphrite, de rhumatismes, de tuberculose, d'hydropisie, de pertes blanches ; pour libérer les voies respiratoires.

Action sur le mental : aucune connue.

- *Utilisation :* aucune connue.

Attention ! N'utiliser qu'avec mesure. Peut irriter les reins et provoquer des réactions allergiques.

Pin sylvestre

NOM : *Pinus sylvestris*
FAMILLE : pinacées
HABITAT : Canada, Europe centrale et septentrionale, Amérique du Nord, Sibérie

OBTENTION :	distillation des aiguilles à la vapeur d'eau
FRAGRANCE/GOÛT :	frais, sylvestre, épicé
NOTE :	tête
ÉLÉMENT :	terre
SIGNE :	Vierge
PLANÈTE :	Mercure

Action sur le corps : antirhumatismale, antiseptique, bactéricide, désinfectante, cholérétique, diurétique, insecticide, microbicide, antivirale, vermifuge ; augmente les défenses, approfondit la respiration, augmente la tension artérielle, neutralise les odeurs, active l'irrigation sanguine, stimule la circulation, dissout les mucosités, stimule les corticosurrénales.

- *Utilisation : en cas* d'arthrite, d'asthme, d'affections des voies respiratoires, d'engourdissement, de cystite, de bronchite, de troubles de l'irrigation sanguine, de rhume, de goutte, de grippe, de maux de gorge, d'infection des voies urinaires, d'activité cardiaque difficile, de toux, de catarrhe, de gale, de poux, de crampes d'estomac, de douleurs musculaires, de sinusites, de névralgies, de prostatite, de pouls irrégulier, de rhumatismes, de tensions du dos, de coupures et écorchures, de coryza, de scorbut, de transpiration excessive, de vertiges, de sensation de réplétion.

Action sur le mental : fortifie les nerfs.

- *Utilisation* : dans les états d'excitation ; en cas d'épuisement, d'impuissance, d'insomnie, de surexcitation du système nerveux végétatif ; confère courage et fiabilité, calme et satisfaction ; renforce la conscience de soi ; élève la capacité de résistance psychique.

Divers : huile traditionnelle pour le sauna.

Poivre

NOM :	*Piper nigrum* (le poivre noir est mûr ; le poivre vert n'est pas parvenu à maturité)
FAMILLE :	pipéracées
HABITAT :	toutes les régions tropicales du monde, notamment la Chine, l'Inde et la Malaisie
OBTENTION :	distillation du fruit à la vapeur d'eau
FRAGRANCE/GOÛT :	frais, sec et boisé, chaud, épicé
NOTE :	base/cœur
ÉLÉMENT :	feu/terre
SIGNE :	Lion/Bélier
PLANÈTE :	Soleil/Mars/Pluton

Action sur le corps : laxative, antibactérienne, antiseptique, apéritive, carminative, fébrifuge, diurétique, spasmolytique, stomachique, microbicide, antalgique, digestive, antivirale ; active l'irrigation sanguine, détoxique, stimule la circulation.

- *Utilisation : en cas* d'anémie, de manque d'appétit, d'arthrite, de flatulences, de choléra, de troubles de l'irrigation sanguine, de diarrhée, de rhume, de grippe, de perturbations du flux urinaire, de palpitations et de douleurs cardiaques, d'infections, de coliques, de maux de tête, de paludisme, de douleurs musculaires, de pharyngite, de rhumatismes, de dysenterie, d'aigreurs d'estomac, de nausées, d'entorses et de foulures, de constipation.

Action sur le mental : aphrodisiaque ; favorise la concentration.

- *Utilisation : en cas* d'angoisses, de froideur intérieure, de manque de concentration, de vide affectif, de fatigue, de timidité, de désespoir ; donne du courage, apporte l'optimisme et la fiabilité, donne de la confiance en soi.

Attention ! Ne pas utiliser pendant un traitement homéopathique.

Ravensare aromatique

NOM :	*Ravensara aromatica*
FAMILLE :	lauracées
Habitat :	Madagascar
OBTENTION :	distillation à la vapeur d'eau des feuilles et des rameaux
FRAGRANCE/GOÛT :	clair, rude ; évoque l'eucalyptus
NOTE :	tête

ÉLÉMENT :	air
SIGNE :	Verseau
PLANÈTE :	Uranus

Action sur le corps : antibactérienne, antiseptique, fortement désinfectante, germicide, fongicide, antivirale ; dissout les mucosités.

- *Utilisation : en cas* d'affections des voies respiratoires, de bronchite, de rhume, de grippe, de zona, d'herpès, de coryza ; pour la désinfection (comme protection contre les maladies).

Action sur le mental : favorise la concentration.

- *Utilisation : en cas* d'angoisses, de découragement, de stress ; comme tonique nerveux clarifiant.

Attention ! Chez les enfants, n'utiliser qu'à partir de six ans ; ne pas utiliser pendant la grossesse.

Reine des prés

NOM :	*Filipendula ulmaria*
FAMILLE :	rosacées
HABITAT :	Europe, Amérique du Nord
OBTENTION :	distillation à la vapeur d'eau de la plante entière fleurie
FRAGRANCE/GOÛT :	frais, herbeux
NOTE :	base
ÉLÉMENT :	feu

SIGNE : Capricorne
PLANÈTE : Saturne

Action sur le corps : anti-inflammatoire, sudorifique ; détoxique fortement, draine, dissout les mucosités.

- *Utilisation : en cas* de glaires dans les voies respiratoires, d'affections de la vessie, de diarrhée, de goutte, de calculs urinaires, d'obésité, de rougeole, de durcissement musculaire, de coliques néphrétiques, de problèmes rénaux, de rhumatismes, de dysenterie, d'hyperacidité, de cellulite.

Action sur le mental : stimulante ; favorise la concentration.

- *Utilisation : en cas* d'hystérie, de manque de concentration, de fatigue (stimule la psyché).

Rhododendron

NOM : *Rhododendron anthopogon*
FAMILLE : éricacées
HABITAT : Népal
OBTENTION : distillation des feuilles à la vapeur d'eau
FRAGRANCE/GOÛT : aromatique, fraîchement âpre
NOTE : cœur/base
ÉLÉMENT : eau/terre
SIGNE : Poissons
PLANÈTE : Neptune

Action sur le corps : aucune connue.
- *Utilisation :* aucune connue.

Action sur le mental : équilibrante, purifiante.
- *Utilisation :* aucune connue.

Romarin

NOM :	*Rosmarinus officinalis*
FAMILLE :	labiacées
HABITAT :	Europe, Méditerranée, Afrique
OBTENTION :	distillation à la vapeur d'eau de la partie aérienne fleurie de la plante
FRAGRANCE/GOÛT :	épicé, fin, légèrement suggestif ; évoque un peu le camphre ; piquant/amer
NOTE :	base
ÉLÉMENT :	feu/terre
SIGNE :	Bélier
PLANÈTE :	Mars

Action sur le corps : astringente, antiseptique, carminative, hématopoïétique, cholérétique, diurétique, cordiale, spasmolytique, germicide, hépatique, stomachique, emménagogue, microbicide, antioxydante, fongicide, dépurative, sudorifique, digestive, rajeunissante, vulnéraire ; élève la tension artérielle, active l'irrigation sanguine, stimule la pousse des cheveux, active la circulation, tue les parasites, stimule le métabolisme, protège les cellules.

- *Utilisation : en cas* d'anémie, d'asthme, d'artériosclérose, de vision trouble, de bronchite, d'hypotension, de cholestérolémie élevée, de troubles de l'irrigation sanguine, de diarrhée, d'eczéma, de mauvaise élimination des liquides, de problèmes biliaires, de calculs biliaires, de jaunisse, de grippe, de peau fatiguée et fanée, de faiblesse cardiaque, de troubles du rythme cardiaque, de maux de tête, de gale, de varices, de faiblesse circulatoire, de poux, de problèmes hépatiques, d'engorgement du foie, de troubles menstruels, de migraine, de douleurs musculaires,de problèmes digestifs, d'affections rhumatismales, de pellicules et de squames, de sensations de vertige, de pertes blanches, de cellulite ; pour fortifier les voies respiratoires, comme tonique nerveux.

Action sur le mental : aphrodisiaque ; donne de l'entrain, stimule la mémoire, favorise la concentration, fortifie les nerfs, éclaircit l'humeur, fortifie la volonté.

- *Utilisation : en cas* de dépression, de troubles cardiaques d'origine nerveuse, de faiblesse de l'ego, d'impuissance, de troubles nerveux.

Divers : pour se défendre contre les insectes.

Attention ! Ne pas utiliser en cas d'hypertension. Non approprié pour les épileptiques. Ne pas utiliser pendant la grossesse. Peut avoir une action légèrement irritante sur la peau.

Rose (de Damas)

NOM :	*Rosa damascena*
FAMILLE :	rosacées
HABITAT :	Bulgarie, Maroc, Turquie
OBTENTION :	distillation des pétales à la vapeur d'eau
FRAGRANCE/GOÛT :	moelleux, profond, sucré/floral
NOTE :	cœur
ÉLÉMENT :	eau
SIGNE :	Poissons
PLANÈTE :	Jupiter

Action sur le corps : laxative, astringente, antibactérienne, antiseptique, dépurative, hémostatique, anti-inflammatoire, cholérétique, spasmolytique, hépatique, stomachique, emménagogue, cicatrisante, vulnéraire ; nettoie la peau, combat la tuberculose.

- *Utilisation : en cas* d'asthme, de conjonctivite, d'asthme bronchique, de troubles de l'irrigation sanguine, d'eczéma, de rides, de fièvre, de douleurs utérines, d'ulcères, d'herpès, de palpitations cardiaques, de rhume des foins, de toux, de cholécystite, de maux de tête, d'engorgement hépatique, d'hépatite, de troubles menstruels, de problèmes de rate, d'œdèmes, de syndrome prémenstruel, de nausées, de pertes blanches.

Action sur le mental : aphrodisiaque, tranquillisante, érotisante ; atténue la dépression.

- *Utilisation : en cas* de dépression, de déceptions, de frigidité, de douleurs cardiaques d'origine psychique, d'hystérie, d'impuissance, de chagrin, de chagrin d'amour, de mélancolie, d'abattement, de troubles du sommeil, de tensions nerveuses, de deuil.

Divers : fortifie le corps subtil.

Rosier cent-feuilles

NOM :	*Rosa centifolia*
FAMILLE :	rosacées
Habitat :	Maroc
OBTENTION :	extraction des fleurs à l'hexane
FRAGRANCE/GOÛT :	fin, floral, odeur de rose
NOTE :	cœur
ÉLÉMENT :	eau
SIGNE :	Poissons
PLANÈTE :	Jupiter

Action sur le corps : laxative, astringente, bactéricide, dépurative, hémostatique, anti-inflammatoire, cholérétique, hépatique, stomachique, emménagogue, cicatrisante, antivirale.

- *Utilisation : en cas* d'asthme, de troubles de l'irrigation sanguine, d'eczéma, de rides, de cholécystite, de troubles utérins, d'herpès, de palpitations cardiaques, de rhume des foins, de toux, de maux de tête, d'engorgement du foie, de troubles menstruels, de tuberculise, de nausées, de pertes blanches ; pour les soins de la peau.

Action sur le mental : aphrodisiaque, équilibrante ; éclaircit l'humeur, atténue la dépression.

- *Utilisation : en cas* de dépression, de frigidité, d'impuissance, d'insomnie,de stress.

Santal [bois de]

NOM :	*Santalum album*
FAMILLE :	santalacées
HABITAT :	Inde
OBTENTION :	distillation à la vapeur d'eau du bois broyé
FRAGRANCE/GOÛT :	chaud, moelleux, sucré/boisé, balsamique
NOTE :	base
ÉLÉMENT :	terre
SIGNE :	Taureau
PLANÈTE :	Vénus

Action sur le corps : astringente, antiseptique, expectorant, bactéricide, carminative, désinfectante, anti-inflammatoire, diurétique, insecticide, spasmolytique, cicatrisante, fortifiante ; dissout les mucosités.

- *Utilisation : en cas* d'acné, d'asthme, de cystite, de bronchite chronique, de diarrhée, de vomissements, de dartres, de gorge enflammée, de peau sèche, de toux, de catarrhe, de laryngite, de troubles rénaux, de hoquet, de problèmes veineux ; pour l'entretien de la peau.

Action sur le mental : tranquillisante, érotisante, euphorisante ; fortifie la mémoire, développe puissamment l'imagination, éclaircit l'humeur.

- *Utilisation : en cas* d'agressivité, d'angoisses, de dépression, de frigidité, d'impuissance, d'abattement, d'insomnie, de tensions nerveuses, de stress ; contre l'égoïsme ; dissout les blocages sexuels, aide à trouver des solutions.

Divers : huile rituelle ; huile pour le tantra.

Attention ! Ne pas utiliser en cas de néphrite aiguë.

Santal des Indes Occidentales

NOM :	*Amyris balsamifera*
FAMILLE :	rutacées
HABITAT :	Antilles, Caraïbes
OBTENTION :	distillation à la vapeur d'eau du bois broyé
FRAGRANCE/GOÛT :	chaud, âpre/boisé, balsamique
NOTE :	cœur/base
ÉLÉMENT :	terre
SIGNE :	Taureau
PLANÈTE :	Vénus

Action sur le corps : antiseptique, anti-inflammatoire, germicide, spasmolytique, vulnéraire ; met l'estomac en harmonie, dissout les mucosités.

- *Utilisation : en cas* d'acné, d'embarras intestinal, d'eczéma, d'irritations cutanées, de peau sèche, d'embarras gastrique.

Actions sur le mental : équilibrante, tranquillisante, érotisante, inspirante.

- *Utilisation : en cas* d'agressivité, d'états angoissés, de perplexité (affective), d'égoïsme ; confère de l'énergie créatrice, apporte la détente, conduit à l'harmonie ; pour l'ouverture spirituelle ; aide contre les compulsions.

Divers : bonne huile pour la méditation.

Santoline

(petit cyprès)

NOM :	*Santolina chamaecyparissus*
FAMILLE :	astéracées ; composées
HABITAT :	Bassin méditerranéen
OBTENTION :	distillation à la vapeur d'eau de la partie aérienne de la plante
FRAGRANCE/GOÛT :	chaud, épicé, herbeux, mordant
NOTE :	base
ÉLÉMENT :	feu
SIGNE :	Lion
PLANÈTE :	Soleil

Action sur le corps : cholérétique, insecticide, spasmolytique, vermifuge ; détoxique.

- Utilisation : en cas de rhumes et refroidissements, de jaunisse (comme enveloppement autour du foie), de piqûres d'insecte, de verrues ; pour se débarrasser des vers.

Action sur le mental : aucune connue.

- *Utilisation* : néant.

Divers : contre les mites et les moustiques.

Attention ! Ne pas utiliser dans la lampe brûle-parfum. Ne convient ni aux femmes enceintes ni aux enfants. Ne pas ingérer.

Sapin argenté

NOM :	*Abies alba ; Picea glauca*
FAMILLE :	pinacées
HABITAT :	Canada, Europe centrale et méridionale, Amérique du Nord, Extrême-Orient
OBTENTION :	distillation à la vapeur d'eau des aiguilles et des extrémités de rameau
FRAGRANCE/GOÛT :	sylvestre, frais/épicé ; odeur de sapin
NOTE :	tête/cœur
ÉLÉMENT :	terre
SIGNE :	Vierge
PLANÈTE :	Mercure

Action sur le corps : stimulante, antiseptique, antalgique, fortifiante ; augments les défenses, décrispe la respiration, neutralise les odeurs, active l'irrigation sanguine, calma la toux d'irritation, dissout les mucosités.

- *Utilisation : en cas* de respiration oppressée, de flatulences, de bronchite (désobstrue), de rhume, d'épuisement physique, de fièvre, de grippe, d'activité cardiaque difficile, de crampes d'estomac, de douleurs musculaires, de sinusite, de rhumatismes, de sécheresse des muqueuses, de tension (en massage), de constipation, de sensation de réplétion ; pour détoxiquer les tissus conjonctifs, pour équilibrer le pouls.

Action sur le mental : reconstituante, purifiante, fortifiante.

- Utilisation : en cas d'épuisement psychique, d'abattement, de mauvais rêves, d'instabilité psychique, d'insécurité ; donne du courage, renforce la confiance en soi.

Divers : huile de méditation.

Sapin baumier

NOM :	*Abies balsamea*
FAMILLE :	pinacées
HABITAT :	Amérique du Nord
OBTENTION :	distillation à la vapeur d'eau des aiguilles et des surgeons

FRAGRANCE/GOÛT :	balsamique, douceâtre, fruité
NOTE :	base
ÉLÉMENT :	terre
SIGNE :	Capricorne
PLANÈTE :	Saturne

Action sur le corps : laxative, antiseptique, expectorante, diurétique, cicatrisante, vermifuge ; calme la toux d'irritation, dissout les mucosités.

- *Utilisation : en cas* d'asthme, de cystite, de bronchite, d'enrouement, d'hémorroïdes, de douleurs cardiaques, de coqueluche, de saignements de nez, de brûlures ; pour guérir les blessures.

Action sur le mental : reconstituante, tranquillisante, fortifiante ; atténue la dépression, enracine.

- *Utilisation : en cas* de manque d'entrain, de dépression ; confère persévérance, courage et force.

Sapin de Douglas

NOM :	*Pseudotsuga douglasii ; Pseudotsuga menziesii*
FAMILLE :	pinacées
HABITAT :	France, Canada, Amérique du Nord
OBTENTION :	distillation des rameaux à la vapeur d'eau
FRAGRANCE/GOÛT :	clair, frais, suave ; parfum sylvestre épicé

NOTE : têtet/cœur
ÉLÉMENT : terre
SIGNE : Capricorne
PLANÈTE : Saturne

Action sur le corps : astringente, antiseptique, diurétique, fortifiante, microbicide, sudorifique ; active l'irrigation sanguine, calme la toux d'irritation, nettoie, dissout les mucosités.

- *Utilisation : en cas* d'asthme, de faiblesse respiratoire, de bronchite, de troubles de l'irrigation sanguine, de rhume, de goutte, de grippe, d'infections, de souffle court, de douleurs musculaires, de névralgies, de rhumatismes ; pour le traitement a posteriori de la tuberculose ; pour détoxiquer la peau.

Action sur le mental : harmonise, facilite la concentration, stimule l'humeur, revitalise.

- *Utilisation : en cas* d'angoisses, d'asthme psychosomatique, de dépression, de manque de concentration, de nervosité.

Divers : très bonne huile de méditation.

Sapin de l'Himalaya

NOM : *Abies spectabilis*
FAMILLE : pinacées
HABITAT : Népal

OBTENTION : distillation des rameaux à la vapeur d'eau
FRAGRANCE/GOÛT : clair, frais, sec, épicé, sylvestre, résineux
NOTE : base
ÉLÉMENT : terre
SIGNE : Vierge
PLANÈTE : Mercure

Action sur le corps : stimulante, antiseptique, fortifiante ; neutralise les odeurs, calme la toux d'irritation, dissout les mucosités.

- *Utilisation : en cas* de bronchite, de rhume, de fièvre, de grippe, de tous, de sinusite.

Action sur le mental : facilite la concentration.

- *Utilisation :* confère force et énergie.

Divers : pour purifier l'air.

Sapin géant
(grand sapin)

NOM : *Abies grandis*
FAMILLE : pinacées
HABITAT : Europe
OBTENTION : distillation à la vapeur d'eau des aiguilles et des rameaux
FRAGRANCE/GOÛT : sylvestre, vigoureux, douceâtre/balsamique, résineux

NOTE :	tête/cœur
ÉLÉMENT :	terre/feu
SIGNE :	Vierge
PLANÈTE :	Mercure

Action sur le corps : antiseptique, antalgique, fortifiante ; calme la toux d'irritation, dissout les mucosités.

- *Utilisation : en cas* d'arthrite, de bronchite, de rhume, de fièvre, de grippe, de toux, de douleurs musculaires, de rhumatismes.

Action sur le mental : favorise la concentration.

- *Utilisation : en cas* de manque de concentration ; apporte persévérance et énergie.

Sarriette des jardins

NOM :	*Satureja hortensis*
FAMILLE :	labiacées
HABITAT :	Europe/Bassin méditerranéen, Amérique du Nord
OBTENTION :	distillation à la vapeur d'eau de la partie aérienne de la plante
FRAGRANCE/GOÛT :	poivré, épicé, rude
NOTE :	base/cœur
ÉLÉMENT :	terre
SIGNE :	Scorpion
PLANÈTE :	Mars

Action sur le corps : astringente, antiseptique, bactéricide, carminative, spasmolytique, stomachique, emménagogue, cicatrisante, fongicide, digestive, vermifuge ; inhibe la putréfaction, dissout les mucosités.

- *Utilisation : en cas* de crises d'asthme (tranquillise), d'hypertension (abaisse), de bronchite, d'infections intestinales, de spasmes intestinaux, de diabète, de diarrhée, de piqûres d'insecte, de crampes d'estomac, de faiblesse gastrique, de troubles digestifs.

Action sur le mental : aphrodisiaque.

- *Utilisation : en cas* d'impuissance, de faible libido, de frigidité ; stimule l'intellect.

Attention ! Ne pas utiliser pendant la grossesse. Ne doser que très faiblement ; sinon, il peut survenir des irritations cutanées.

Sassafras

NOM :	*Sassafras officinalis*
FAMILLE :	lauracées
HABITAT :	Amérique du Nord
OBTENTION :	distillation à la vapeur d'eau des racines ligneuses
FRAGRANCE/GOÛT :	sucré/épicé, boisé ; évoque le camphre
NOTE :	tête
ÉLÉMENT :	air

SIGNE :	Verseau
PLANÈTE :	Uranus

Action sur le corps : germicide, sudorifique, antivirale ; tue les poux.

• *Utilisation :* néant.

Attention ! Ne pas ingérer : fortement toxique, cancérigène, abortif ; des doses insignifiantes peuvent déjà entraîner la mort.

Sauge

NOM :	*Salvia officinalis*
FAMILLE :	labiacées
HABITAT :	Europe, Bassin méditerranéen
OBTENTION :	distillation à la vapeur d'eau des fleurs et des feuilles
FRAGRANCE/GOÛT :	chaud, épicé, herbeux ; évoque un peu le camphre ; légèrement âpre
NOTE :	cœur
ÉLÉMENT :	eau
SIGNE :	Vierge
PLANÈTE :	Mercure

Action sur le corps : laxative, astringente, antiseptique, anti-inflammatoire, fébrifuge, diurétique, spasmolytique, hépatique, stomachique, emménagogue, microbicide, anti-oxydante, fortifiante, digestive ;

augmente les défenses, élève la tension artérielle, inhibe la transpiration, dissout les mucosités.

- *Utilisation : en cas* de glaires dans les organes respiratoires, d'asthme, d'hypotension, de bronchite, de rhume, d'eczéma, de chute des cheveux, de toux, de paralysie (ranime), de rhumatismes, d'attaque cérébrale (ranime), d'états de faiblesse, de transpiration excessive, de blessures ; pour normaliser l'activité de la thyroïde.

Action sur le mental : stimulante, équilibrante, clarifiante ; fortifie les nerfs.

- *Utilisation : en cas* d'instabilité psychique ; anime et soutient le potentiel énergétique du psychisme ; donne de la force.

Divers : excellent pour la voix.

Attention ! Ne pas ingérer : toxique. Ne convient ni aux épileptiques ni aux femmes enceintes. Ne pas utiliser en présence d'hypertension.

Sauge à feuilles de lavande

NOM :	*Salvia lavandulaefolia*
FAMILLE :	labiacées
HABITAT :	France, Espagne
OBTENTION :	distillation à la vapeur d'eau de la partie aérienne de la plante
FRAGRANCE/GOÛT :	doucement camphré, frais, herbeux
NOTE :	tête/cœur

ÉLÉMENT : air
SIGNE : Balance
PLANÈTE : Mercure

Action sur le corps : astringente, stimulante, antiseptique, carminative, dépurative, anti-inflammatoire, fébrifuge, spasmolytique, stomachique, emménagogue, microbicide, digestive ; abaisse la tension artérielle, neutralise les odeurs, fortifie les nerfs, dissout les mucosités.

- *Utilisation : en cas* d'acné, d'arthrite, d'asthme, de troubles de l'irrigation sanguine, d'eczéma, de rhume, de jaunisse, de grippe, de chute des cheveux, de maux de tête, d'engorgement du foie, de troubles menstruels, de douleurs musculaires, de rhumatismes, de pellicules et de squames, de transpiration excessive.

Action sur le mental : équilibrante ; éclaircit l'humeur.

- *Utilisation : en cas* d'épuisement nerveux.

Attention ! Ne pas utiliser pendant la grossesse.

Sauge sclarée

NOM : *Salvia sclarea*
FAMILLE : labiacées
HABITAT : Asie Mineure, Afrique du Nord, Russie, Europe méridionale
OBTENTION : distillation à la vapeur d'eau de la partie aérienne fleurie de la plante

FRAGRANCE/GOÛT :	sucré, légèrement boisé, intensément herbeux ; évoque la noix
NOTE :	tête/cœur
ÉLÉMENT :	air/fer
SIGNE :	Poissons
PLANÈTE :	Neptune

Action sur le corps : laxative, astringente, antibactérienne, antiseptique, carminative, anti-inflammatoire, fébrifuge, spasmolytique, stomachique, emménagogue, microbicide, cicatrisante, fongicide, fortifiante, digestive ; abaisse la tension artérielle, neutralise les odeurs, fortifie et soutient l'utérus, régule la transpiration.

- *Utilisation : en cas* d'acné, d'asthme, d'inflammation des voies respiratoires, d'ophtalmie (sympathique), de flatulences, d'hypertension artérielle, de bronchite, d'inflammations, de rides, de furoncles, d'ulcères, de grippe, de chute des cheveux, d'infections de la gorge, d'inflammations des voies urinaires, de coqueluche, de maux de tête, de crampes, de crampes d'estomac, de troubles menstruels, de migraine, de douleurs musculaires, de douleurs rénales, d'aménorrhée ou de règles douloureuses, de syndrome prémenstruel, de pellicules et de squames, de transpiration excessive, de troubles digestifs, de troubles de la ménopause, de pertes blanches, de mal aux dents ; dans les douleurs de l'enfantement, pour l'entretien de la peau.

Action sur le mental : relaxante, fortement euphorisante, inspirante ; fortifie les nerfs, éclaircit l'humeur.

- *Utilisation : en cas* d'angoisses, de dépression, de frigidité, d'hyperactivité chez les enfants, d'hystérie, d'impuissance, de troubles psychiques liés à la ménopause, de fatigue, de nervosité, d'abattement, de crises de la puberté, d'insomnie, d'instabilité, de folie de la persécution, de pleurnicheries ; pour activer la production des rêves.

Attention ! Ne pas utiliser pendant la grossesse. Ne pas utiliser en même temps que des médicaments contenant du fer, ni en même temps que l'alcool. Par ailleurs, a une action fortement somnifère.

Schinus molle

(faux poivrier)

NOM :	*Schinus molle*
FAMILLE :	anacardiacées
HABITAT :	Amérique du Sud, notamment Pérou ; Mexique
OBTENTION :	distillation des fruits à la vapeur d'eau
FRAGRANCE/GOÛT :	chaud, fumeux, boisé ; évoque le poivre
NOTE :	base
ÉLÉMENT :	terre
SIGNE :	Capricorne
PLANÈTE :	Saturne

Action sur le corps : stimulante, antiseptique, bactéricide, carminative, stomachique, antivirale.

- *Utilisation : en cas* d'anémie, de manque d'appétit, d'arthrite, de flatulences, de troubles de l'irrigation sanguine, de diarrhée, de rhume, d'engelures, de grippe, d'infections, de catarrhe, de coliques, de douleurs musculaires, de rhumatismes, de fièvre avec frissons, d'aigreurs d'estomac, de nausées, d'entorses et de foulures, de constipation, de virus.

Action sur le mental : équilibrante, tranquillisante.

Attention ! Ne pas utiliser pendant un traitement homéopathique.

Serpolet

NOM :	*Thymus serpyllum*
FAMILLE :	labiacées
HABITAT :	Europe, Afrique du Nord, Amérique du Nord
OBTENTION :	distillation à la vapeur d'eau de la partie aérienne fleurie de la plante
FRAGRANCE/GOÛT :	amer, épicé
NOTE :	base
ÉLÉMENT :	feu
SIGNE :	Bélier
PLANÈTE :	Mars

Action sur le corps : antiseptique, expectorante, désinfectante, anti-inflammatoire, diurétique, spasmolytique, sudorifique, vermifuge ; élève la tension artérielle, dissout les mucosités.

- *Utilisation : en cas* d'ophtalmie, de faiblesse de la vessie, d'hypotension, de bronchite, de problèmes intestinaux, de rhume, de furoncles, de grippe, de gorge enflammée, de palpitations cardiaques, de catarrhe, de troubles circulatoires, d'hépatite, de pneumonie, de troubles gastriques, de faiblesse rénale, de rachitisme (consomption), de pleurésie, de tuberculose, de blessures purulentes, de mal aux dents.

Action sur le mental : atténue la dépression.

- *Utilisation : en cas* d'apathie, de dépression, d'abattement.

Attention ! Doser avec parcimonie. Ne convient ni aux enfants, ni aux épileptiques, ni aux femmes enceintes.

Styrax

NOM :	*Liquidambar orientalis*
FAMILLE :	hamamélidacées
HABITAT :	Chine, États-Unis
OBTENTION :	distillation de la résine à la vapeur d'eau

FRAGRANCE/GOÛT : sucré, balsamique ; évoque la vanille
NOTE : base
ÉLÉMENT : eau
SIGNE : Taureau
PLANÈTE : Vénus

Action sur le corps : stimulante, antiseptique, expectorante, bactéricide, anti-inflammatoire, microbicide ; calme la toux d'irritation, dissout les mucosités.

- *Utilisation : en cas* de bronchite, de diarrhée, d'infection par de champignons filiformes, de toux, de catarrhe, de galle, de dysenterie, de gingivite (très bon) ; pour le traitement des blessures (très bon).

Action sur le mental : atténue la dépression, fortifie les nerfs, ouvre spirituellement.

- *Utilisation : en cas* d'angoisses, de dépression, d'hystérie, d'irritabilité, de tensions nerveuses, de stress, de surmenage intellectuel.

Divers : purifie l'aura ; huile de méditation.

Tagète

NOM : *Tagetes minuta ; Tagetes patula*
FAMILLE : astéracées ; composées
HABITAT : Europe
OBTENTION : distillation à la vapeur d'eau de la plante entière fleurie

FRAGRANCE/GOÛT : amer, vert, herbeux
NOTE : base
ÉLÉMENT : feu
SIGNE : Verseau
PLANÈTE : Uranus

Action sur le corps : bactéricide, spasmolytique, stomachique, emménagogue, fongicide, sudorifique, vermifuge.

- *Utilisation : en cas* de rhume, de callosités/durillons, de coqueluche, de coliques, d'oreillons, d'infections par les champignons, de vers, de candidose.

Action sur le mental : équilibrante, relaxante.

- *Utilisation :* « huile de la bonne humeur ».

Attention ! Peut provoquer des taches claires sur la peau.

Tanaisie

NOM : *Tanacetum vulgare*
FAMILLE : astéracées ; composées
HABITAT : Europe centrale, Amérique du Nord
OBTENTION : distillation à la vapeur d'eau de la plante entière
FRAGRANCE/GOÛT : chaud, piquant, épicé, herbeux
NOTE : base
ÉLÉMENT : feu
SIGNE : Scorpion
PLANÈTE : Mars

Action sur le corps : stimulante, carminative, anti-inflammatoire, fébrifuge, spasmolytique, emménagogue, sudorifique, fortifiante, digestive, vermifuge ; fortifie les nerfs.

- *Utilisation :* néant.

Action sur le mental : aucune connue.

- *Utilisation :* néant.

Divers : remède abortif.

Attention ! Ne pas ingérer : toxique.

Thuya

NOM :	*Thuja occidentalis*
FAMILLE :	cupressacées
HABITAT :	Caucase, Amérique du Nord, Europe centrale et méridionale
OBTENTION :	distillation à la vapeur d'eau des feuilles et de l'écorce
FRAGRANCE/GOÛT :	piquant, frais ; évoque le camphre
NOTE :	tête/cœur
ÉLÉMENT :	air
SIGNE :	Verseau
PLANÈTE :	Uranus

Action sur le corps : astringente, diurétique, emménagogue, fortifiante, antivirale, vermifuge ; active l'irrigation sanguine, dissout les mucosités.

- *Utilisation : en cas* de verrues.

Action sur le mental : aucune connue.

- *Utilisation :* aucune connue.

Divers : pour se défendre contre les insectes.

Attention ! Ne pas ingérer : toxique. N'utiliser sur la peau que fortement dilué. Effectuer préalablement un test allergique. Ne convient ni aux enfants, ni aux épileptiques, ni aux femmes enceintes.

Thym

NOM :	*Thymus vulgaris ; Thymus capitatus* (huile rouge = distillat brut ; huile blanche = issue de seconde distillation
FAMILLE :	labiacées
HABITAT :	Inde, Bassin méditerranée, États-Unis
OBTENTION :	distillation à la vapeur d'eau des fleurs et des feuilles
FRAGRANCE/GOÛT :	épicé, herbeux, chaud
NOTE :	base
ÉLÉMENT :	feu
SIGNE :	rouge = Bélier ; blanche = Lion
PLANÈTE :	rouge = Mars ; blanche = Soleil

Actions sur le corps : astringente, expectorante, fortement antiseptique, apéritive, bactéricide, carminative, désinfectante, diurétique, spasmolytique, emménagogue, microbicide, cicatrisante, anti-oxydante, sudorifique, vermifuge ; fortifie les défenses, active l'irrigation sanguine, détoxique, inhibe la putréfaction, calme la toux d'irritation, stimule la circulation, tue les parasites.

- *Utilisation : en cas* d'abcès, d'acné, d'anémie, d'arthrite, d'asthme, de flatulences, de cystite, de bronchite, de parasites intestinaux, de troubles de l'irrigation sanguine, de diarrhée, d'eczéma, de rhume, de furoncles, d'infections du palais, de grippe, de mal de gorge, d'infection des voies urinaires, de toux, de maladies infectieuses, de piqûres d'insecte, de catarrhe, de laryngite, de maux de tête, de gale, de poux, de douleurs musculaires, d'œdèmes, de contusions, de rhumatismes, de plaies par instrument tranchant, de fièvre avec frissons, de blessures sportives, de sinusite, de tuberculose, de brûlures, de troubles digestifs, d'entorses et foulures, de verrues, de cellulite ; pour la formation des globules blancs.

Action sur le mental : fortifiante ; éclaircit l'humeur.

- *Utilisation : en cas* d'angoisses, de dépression, de manque d'énergie, de faiblesse nerveuse, d'insomnie ; renforce la confiance en soi, l'esprit d'entreprise, la volonté, la conscience de ses objectifs ; confère le courage.

Attention ! Peut provoquer des irritations sur la peau et les muqueuses. Ne pas utiliser pendant la grossesse.

Tonka

NOM :	*Dipteryx odorata*
FAMILLE :	fabacées ; légumineuses ; papilionacées
HABITAT :	Amérique du Sud, Afrique occidentale
OBTENTION :	extraction au solvant des fèves trempées
FRAGRANCE/GOÛT :	chaud, fort, sucré, herbeux, balsamique
NOTE :	base
ÉLÉMENT :	terre
SIGNE :	Cancer
PLANÈTE :	Lune

Action sur le corps : cordiale.

- *Utilisation :* néant.

Action sur le mental : favorise l'endormissement, euphorise, érotise légèrement.

- *Utilisation :* apporte le calme et l'harmonie, crée une atmosphère intime ; comme « gâterie ».

Divers : pour se défendre contre les insectes.

Attention ! Utiliser uniquement dans la lampe brûle-parfum. Ne pas utiliser sur la peau ; ne pas ingérer : toxique.

Tsuga

NOM :	*Tsuga canadensis*
FAMILLE :	pinacées
HABITAT :	France, Canada, Amérique du Nord
OBTENTION :	distillation des rameaux à la vapeur d'eau
FRAGRANCE/GOÛT :	clair, frais, suave, parfum sylvestre épicé
NOTE :	tête/cœur
ÉLÉMENT :	terre
SIGNE :	Capricorne
PLANÈTE :	Saturne

Action sur le corps : astringente, antiseptique, diurétique, fortifiante, microbicide, sudorifique ; active l'irrigation sanguine, calme la toux d'irritation, nettoie, dissout les mucosités.

- *Utilisation : en cas* d'asthme, de faiblesse respiratoire, de bronchite, de troubles de l'irrigation sanguine, de rhume, de goutte, de grippe, d'infections, de souffle court, de douleurs musculaires, de névralgies, de rhumatismes ; pour traiter la tuberculose a posteriori, détoxiquer la peau.

Action sur le mental : favorise la concentration, harmonise, stimule l'humeur, revitalise.

- *Utilisation : en cas* d'angoisses, d'asthme psychosomatique, de dépression, de manque de concentration, de nervosité.

Divers : très bonne huile de méditation.

Tubéreuse

NOM :	*Polianthes tuberosa*
FAMILLE :	amaryllidacées
HABITAT :	Europe, États-Unis
OBTENTION :	extraction des fleurs au solvant ; enfleurage*
FRAGRANCE/GOÛT :	lourd, floral/sucré, légèrement épicé
NOTE :	cœur
ÉLÉMENT :	eau
SIGNE :	Sagittaire
PLANÈTE :	Jupiter

Action sur le corps : stupéfiante.

- *Utilisation :* aucune connue.

Action sur le mental : aphrodisiaque, inspirante, sensuelle.

- *Utilisation : en cas* de frigidité ; stimule l'imagination, développe l'intuition, élimine les influences négatives.

Attention ! Ne pas ingérer.

---

* Enfleurage : les fleurs sont répandues sur de la graisse ; le parfum est alors extrait à l'alcool.

Tulsi

NOM :	*Ocimum sanctum*
FAMILLE :	labiacées
HABITAT :	Inde, Népal
OBTENTION :	distillation à la vapeur d'eau de la partie aérienne de la plante
FRAGRANCE/GOÛT :	frais, aromatique, piquant, vert
NOTE :	tête
ÉLÉMENT :	terre
SIGNE :	Scorpion
PLANÈTE :	Mars

Action sur le corps : antiseptique, carminative, spasmolytique, emménagogue, digestive ; dissout les mucosités.

• *Utilisation :* néant.

Action sur le mental : équilibrante, stimulante, fortifiante ; atténue la dépression, favorise la concentration, fortifie les nerfs, améliore l'humeur.

• *Utilisation : en cas* d'angoisses, de dépression, d'insomnie, de stress ; pour fortifier les nerfs.

Attention ! Pas d'utilisation en aromathérapie, car légèrement toxique et irritant pour la peau.

Valériane officinale

NOM :	*Valeriana officinalis ; Valeriana fauriei*
FAMILLE :	valérianacées
HABITAT :	Europe orientale
OBTENTION :	distillation des racines à la vapeur d'eau
FRAGRANCE/GOÛT :	chaud, boisé, balsamique, sucré ; évoque la mousse
NOTE :	base
ÉLÉMENT :	feu
SIGNE :	Vierge
PLANÈTE :	Mercure

Action sur le corps : antibactérienne, carminative, spasmolytique, stomachique, équilibrante, antalgique ; abaisse la tension artérielle, inhibe la diurèse.

- *Utilisation : en cas* d'asthme spastique, d'hypertension artérielle, de choléra, de diarrhée, d'épilepsie, de fièvre, de douleurs rhumatismales dans les membres, d'affections dermatologique d'origine nerveuse, de troubles cardiaques nerveux, de palpitations cardiaques, de maux de tête nerveux, de spasmes gastro-intestinaux, de migraine, de troubles digestifs nerveux, de douleurs rhumatismales, de psoriasis, d'aigreurs d'estomac, de nausées, de tics nerveux.

Action sur le mental : décrispe émotionnellement, détend, favorise le sommeil.

- *Utilisation : en cas* d'angoisses, d'inquiétude, d'hallucinations, de sautes d'humeur d'origine nerveuse, d'insomnie, de surmenage intellectuel, d'agitation intérieure.

Attention ! Utiliser avec parcimonie. À hautes doses, des manifestations de paralysie peuvent survenir. Ne pas ingérer sur de longues périodes ; peut entraîner des phénomènes de dépendance et, dans certains cas, des allergies.

Vanille

NOM :	*Vanilla planifolia*
FAMILLE :	orchidacées
HABITAT :	Madagascar
OBTENTION :	extraction des gousses à l'alcool
FRAGRANCE/GOÛT :	sucré, balsamique ; parfum de vanille
NOTE :	cœur/base
ÉLÉMENT :	eau/terre
SIGNE :	Sagittaire
PLANÈTE :	Jupiter

Action sur le corps : apéritive.

- *Utilisation :* aucune connue.

Action sur le mental : tranquillisante ; atténue la dépression, harmonise, éclaircit l'humeur, réchauffe.

- *Utilisation : en cas* de colère, de cauchemars, d'angoisses, de dépression, de frustration, de frondeur affective, d'irritabilité, de troubles du sommeil, de stress.

Attention ! Peut conduire à des réactions allergiques.

Verveine 100 %

NOM :	*Verbena officinalis*
FAMILLE :	verbénacées
HABITAT :	Europe centrale et méridionale, Afrique du Nord, Amérique du Sud
OBTENTION :	distillation à la vapeur d'eau de la partie aérienne de la plante
FRAGRANCE/GOÛT :	frais, citronné, légèrement sucré
NOTE :	tête
ÉLÉMENT :	air
SIGNE :	Verseau
PLANÈTE :	Uranus

Action sur le corps : antiseptique, bactéricide, anti-inflammatoire, fébrifuge, cholérétique, cordiale, spasmolytique, hépatique, stomachique, digestive, antivirale ; fortifie les défenses, équilibre la tension artérielle, détoxique, soutient dans les douleurs de l'enfantement.

- *Utilisation : en cas* d'acné, de troubles pancréatiques, de faiblesse des tissus conjonctifs, d'entérite, de colite, de grippe, de problèmes cardiovasculaires, de troubles hépatiques et biliaires, d'engorgement du foie, de faiblesse gastrique, d'embarras gastrique, de maladie de Crohn, de rhumatismes, de vertiges, d'états de faiblesse, de constipation ; pour la production du lait ; pour faciliter l'accouchement.

Action sur le mental : inspirante, motivante ; facilite considérablement la concentration.

- *Utilisation : en cas* de manque d'entrain, de désintérêt, de langueur ; soutient dans les travaux intellectuels et fatigants ; contre la nervosité, les rêveries diurnes ; anime les sens.

Attention ! Ne pas utiliser pendant la grossesse. Peut conduire à des réactions cutanées allergiques et à des taches claires sur la peau sous l'effet du soleil.

Verveine Grasse*

Se compose de 10 % de verveine et de 90 % de lemongrass ; variante bon marché de la verveine et mélange dont la synergie a fait ses preuves. Voir le paragraphe « action » aux chapitres « verveine 100 % » et « lemongrass ».

* 1. ville française, en Provence, centre de fabrication des parfums ; 2. désignation, dans la fabrication des parfums, des huiles de moindre titrage.

Verveine citronnée

NOM :	*Lippia citriodora ; Aloysia triphylla*
FAMILLE :	verbénacées
HABITAT :	Asie, Australie, Europe, Inde, Amérique du Sud
OBTENTION :	distillation des feuilles à la vapeur d'eau
FRAGRANCE/GOÛT :	sucré, frais, citronné, fruité, floral
NOTE :	tête
ÉLÉMENT :	air
SIGNE :	Verseau
PLANÈTE :	Uranus

Actions sur le corps : antiseptique, carminative, fébrifuge, cholérétique, spasmolytique, hépatique, stomachique, galactogène, digestive ; détoxique.

- *Utilisation : en cas* d'acné, d'épanchements sanguins, de problèmes intestinaux, d'eczéma, d'irritations cutanées, de troubles cardiaques d'origine nerveuse, de palpitations cardiaques, de crampes, d'engorgement du foie, d'embarras gastrique, de contusions, de tiraillements.

Action sur le mental : atténue la dépression, facilite la concentration, motive.

- *Utilisation : en cas* d'angoisses, de dépression, de faiblesse de concentration, d'insomnie, de tensions nerveuses, de stress ; soutient l'équilibre intérieur, apporte l'harmonie, stimule la créativité.

Attention ! Peut provoquer des taches claires sur la peau. Ne pas utiliser pendant la grossesse.

Vétiver

NOM :	*Vetiveria zizanioides*
FAMILLE :	poacées ; graminacées
HABITAT :	Afrique, Chine, Inde, Amérique du Nord et du Sud
OBTENTION :	distillation à la vapeur d'eau de la racine séchée
FRAGRANCE/GOÛT :	évoque la fumée, la mousse, la terre ; boisé, sucré
NOTE :	base
ÉLÉMENT :	terre
SIGNE :	Taureau
PLANÈTE :	Vénus

Action sur le corps : antiseptique, hématopoïétique, spasmolytique, fortifiante, vermifuge ; active l'irrigation sanguine, stimule la circulation, active l'œstrogène (hormone sexuelle féminine).

- *Utilisation : en cas* d'acné, d'arthrite, de problèmes pancréatiques, de tension artérielle irrégulière, de troubles de l'irrigation sanguine, de problèmes hépatiques, de douleurs musculaires, de rhumatismes, de toxicomanie, d'entorses et foulures, de blessures ;

pour la formation des globules rouges, l'entretien et la régénération de la peau.

Action sur le mental : aphrodisiaque, reconstituante, tranquillisante, relaxante, euphorisante, stabilisante ; atténue la dépression, enracine, éclaircit l'humeur, réchauffe.

- *Utilisation : en cas* d'angoisses, de frigidité, d'impuissance, d'abattement, de tension nerveuse, d'inappétence sexuelle, de dépression post-partum ; porte à l'indulgence, à la tolérance ; permet de retrouver son centre.

Divers : contre les mites.

Attention ! Ne pas ingérer.

Violette

NOM :	*Viola odorata*
FAMILLE :	violacées
HABITAT :	Europe, Amérique du Nord
OBTENTION :	procédé de l'enfleurage *ou* extraction des feuilles et des fleurs à l'hexane
FRAGRANCE/GOÛT :	sucré, vigoureux, floral
NOTE :	cœur
ÉLÉMENT :	eau
SIGNE :	Sagittaire
PLANÈTE :	Jupiter

Action sur le corps : laxative, antiseptique, décongestionnant, anti-inflammatoire, diurétique, antalgique ; stimule la circulation, dissout les mucosités.

- *Utilisation : en cas* d'acné, de bronchite, de troubles de l'irrigation sanguine d'eczéma, de maux de tête, d'inflammation de la muqueuse buccale, d'infections de la gorge, de rhumatismes, de blessures ; pour l'épuration des pores.

Action sur le mental : équilibrante, somnifère, inspirante

- *Utilisation : en cas* d'épuisement nerveux, d'insomnie, de vertiges ; confère l'optimisme.

Attention ! Possibilité de légères réactions allergiques.

Ylang-ylang

NOM :	*Cananga odorata*
FAMILLE :	anonacées
HABITAT :	Philippines, Java (Indonésie), Comores, Madagascar, Zanzibar, Sumatra, Tahiti
OBTENTION :	distillation à la vapeur d'eau des fleurs fraîches
FRAGRANCE/GOÛT :	fémininement floral, sensuel/érotique, sucré
NOTE :	cœur
ÉLÉMENT :	eau
SIGNE :	Taureau, Scorpion
PLANÈTE :	Vénus

Action sur le corps : légèrement antiseptique, équilibrante, anti-inflammatoire, anti-infectieuse, tranquillisante ; abaisse la fréquence respiratoire et la tension artérielle, humidifie ; lisse et entretient la peau, calme le cœur, fortifie les nerfs.

- *Utilisation : en cas* d'acné, d'hypertension artérielle, de problèmes de peau, de tachycardie, de palpitations cardiaques, d'hyperventilation, de froideur intérieure, de maux de tête d'origine nerveuse, de syndrome prémenstruel, d'insomnie, d'agitation, d'insécurité, de tension, de troubles de la ménopause ; pour le renouvellement des cellules, pour activer la pousse des cheveux ; après les opérations du bas ventre ; stimule l'hypophyse.

Action sur le mental : inhibe les angoisses, érotise, atténue la dépression, décrispe, rassérène, euphorise.

- *Utilisation : en cas* de déception, de frigidité, d'impuissance, de nervosité, d'insomnie ; comme aphrodisiaque ; fortifie le rayonnement ; donne de la confiance en soi.

Attention ! Ne pas ingérer. Utiliser avec mesure : peut déclencher des maux de tête et des nausées.

Les huiles végétales

(huiles corporelles)

Aloès

NOM :	*Aloe barbadensis*
FAMILLE :	liliacées
HABITAT :	Afrique, Amérique, Asie, Mexique
OBTENTION :	les feuilles hachées menu sont incorporées dans des huiles supports ; *ou bien* pressage et mélange dans huile végétale
Action :	rafraîchissante ; calme l'irritation, tonifie • *Utilisation : en cas* d'allergies, d'eczéma, d'irritations cutanées ; pour nettoyer le système lymphatique ; en cas de psoriasis, de coup de soleil, de blessures ; pour les soins aux bébés
Type de peau :	approprié à tout type et à tout état de peau ; bonne pour peau grasse, sèche, vieillissante et enflammée
Divers :	contient un grand nombre d'enzymes, de minéraux, de protéines et de vitamines
Attention :	impropre à la consommation orale.

Amande douce

NOM :	*Prunus amygdalus*
FAMILLE :	rosacées
HABITAT :	Égypte, Chine, Californie, Asie Mineure, Bassin méditerranéen, Syrie
OBTENTION :	pression à froid des amandes

Action : soigne, protège, calme l'irritation

- *Utilisation : en cas* d'eczéma, de rides, de desséchement de la peau, d'irritations cutanées, de démangeaisons, d'écorchures, de pellicules et de squames ; pour les soins aux bébés, l'entretien du visage et du corps entier

Type de peau : tous les types, en particulier les peaux délicates, cassantes et sèches ; également pour les peaux rugueuses et crevassées

Divers : huile culinaire savoureuse pour crudités et salades.

Arachide

NOM : *Arachis hypogaea*

FAMILLE : fabiacées ; papilionacées

HABITAT : Afrique, Inde, États-Unis

OBTENTION : pressage à froid des cacahuètes

Action : calme l'irritation

- *Utilisation : en cas* d'eczéma, de pellicules du cuir chevelu, de gourme ; pour les soins de la peau

Type de peau : tous les types

Attention ! Ne pas utiliser en cas de peau suintante ou d'inflammation aiguë.

Argousier

NOM : *Hippophae rhamnoides*
FAMILLE : éléagnacées
Habitat : Himalaya, Europe centrale et septentrionale, nord de l'Asie, Russie, Scandinavie, Ukraine
OBTENTION : extraction des baies au gaz carbonique *ou* pressage à froid
Action : cicatrisante, antalgique ; augmente les défenses, régénère les tissus

- *Utilisation : en cas* d'acné, de brûlures, d'affections cutanées chroniques, d'affections cutanées des zones anale et génitale, d'ulcères gastriques (usage interne), d'irritations de la muqueuse buccale, de pellicules, de blessures

Type de peau : pour toutes les peaux, en particulier pour les peaux sensibles aux intempéries, sèches, cassantes et irritées
Divers : riche en acides gras et en acides linoléniques ; contient des caroténoïdes et beaucoup de vitamine E
Attention ! En cas d'intolérance à la vitamine E ou au carotène, ne pas ingérer cette huile et ne l'utiliser que diluée en usage externe.

Arnica

NOM : *Arnica montana*
FAMILLE : astéracées ; composées
HABITAT : Europe, Asie centrale, Amérique du Nord
OBTENTION : incorporation des fleurs à des huiles végétales de grande qualité, puis tamisage des éléments végétaux
Action : active l'irrigation sanguine, stimule la circulation

- *Utilisation : en cas* d'hématomes (« bleus »), d'épanchements sanguins, de troubles de l'irrigation sanguine, d'arthrite, de goutte, de varices, de douleurs musculaires, de cicatrices, de contusions, de rhumatismes, de blessures sportives, de tensions, d'entorses et foulures, de blessures, de tiraillements ; pour améliorer l'irrigation sanguine de la peau et des muscles

Type de peau : tout type de peau
Divers : contient les substances actives suivantes : choline, flavone, levure, azulène, vitamine A, acide silicique ; bonne huile de massage pour les sportifs
Attention ! Ne pas ingérer. Cette huile n'est pas indiquée en cas de tendance à la couperose.

Avocat

NOM : *Persea americana*
FAMILLE : lauracées
Habitat : Floride, Californie, Afrique du Sud, Amérique du Sud
OBTENTION : à partir de la pulpe du fruit, par pressage ou centrifugation
Action : émolliente ; lisse la peau (très bonne absorption par celle-ci), régénère puissamment, calme l'irritation

- *Utilisation : en cas* de desséchement de la peau, de fatigue des tissus conjonctifs, d'inflammations, de formation de ridules, de graves dermatoses, de névrodermite, de pellicules, de psoriasis ; pour améliorer la souplesse de la peau, pour assouplir les tissus durcis

Type de peau : pour tou type de peau, en particulier les peaux sèches, squameuses et enflammées
Divers : contient les vitamines A, B, D, E, A_1, B_1, B_2, de la lécithine, des acides gras insaturés, de l'albumine et des minéraux ; très bonne huile pour salades, sauces et mayonnaises.

Bourrache

NOM : *Borrago officinalis*
FAMILLE : borraginacées
HABITAT : Balkans, Asie Mineure, Europe centrale et méridionale
OBTENTION : pressage ou centrifugation des graines moulues
Action : équilibrante, tranquillisante, rajeunissante

- *Utilisation : en cas* de sentiments d'angoisse, de problèmes de peau, de troubles menstruels, de nervosité, de tensions nerveuses, d'affections psychosomatiques, d'agitation, d'insomnie, de troubles causés par le stress ; comme huile de massage

Type de peau : huile parfaitement appropriée à toute peau
Divers : contient beaucoup d'acide linolénique ; bonne huile à salade.

Carthame

NOM :	*Carthamus tinctorius*
FAMILLE :	astéracées ; composées
HABITAT :	Égypte, États-Unis
OBTENTION :	pressage à froid des graines
Action :	équilibrante, anti-inflammatoire ; fortifie les défenses, régénère les cellules, active le métabolisme • *Utilisation : en cas* de problèmes dermatologiques ; pour la régénération des cellules
Type de peau :	peau grasse.

Chanvre

NOM :	*Cannabis sativa*
FAMILLE :	cannabacées
HABITAT :	Europe
OBTENTION :	pressage à froid des graines
Action :	spasmolytique, antalgique ; abaisse le niveau de cholestérol, fortifie les défenses, régénère les cellules • *Utilisation : en cas* d'artériosclérose, de paresse intestinale, de diarrhée, de névrodermite, de troubles digestifs ; pour la revitalisation des cellules

Type de peau : pour les peaux fortement sollicitées et pauvres en humidité
Divers : teneur élevée en acides gras essentiels.

Colza

NOM : *Brassica napus*
FAMILLE : brassicacées ; crucifères
HABITAT : Europe centrale, Canada
OBTENTION : pressage à froid des graines
Action : calme l'irritation

- *Utilisation : en cas* d'artériosclérose ; équilibre les lipides sanguins

Type de peau : tout type de peau.

Cynorrhodon

NOM : *Rosa rubiginosa ; Rosa mosqueta*
FAMILLE : rosacées
HABITAT : Chili
OBTENTION : pressage à froid des graines
Action : anti-inflammatoire ; fortifie les défenses, régénère les cellules, stimule la division cellulaire

- *Utilisation : en cas* d'acné, de taches de sénescence, d'eczéma, de rides, de cicatrices, de psoriasis ; pour l'équilibrage de la production des glandes sébacées

Type de peau : pour peau sèche, cassante.

Germe de blé

NOM : *Triticum sativum*

FAMILLE : poacées ; graminacées

HABITAT : Asie, Australie, Europe, Amérique du Nord et du Sud

OBTENTION : pressage à froid

Action : reconstituante, cicatrisante ; soutient le fonctionnement des glandes, revitalise les tissus, régénère fortement, renouvelle les cellules

- *Utilisation : en cas* de problème des tissus conjonctifs, de troubles de l'irrigation sanguine, de manifestations de fatigue, de problèmes cardiaques, de varices, de psoriasis, de vergetures

Type de peau : peau âgée, peau sèche et fragile (cassante)

Divers : contient beaucoup de vitamine E ainsi que beaucoup de vitamines du groupe B ; bonne huile de régime, idéale pour les crudités.

Jojoba

NOM : *Simmondsia chinensis*
FAMILLE : buxacées
HABITAT : Arizona, Australie, Mexique
OBTENTION : pressage à froid des graines blanches
Action : bactéricide, anti-inflammatoire ; régénère la peau

- *Utilisation : en cas* d'acné, de dessèchement de la peau, de cystite, d'eczéma, de rides, de varices, de psoriasis, de vergetures, de cellulite ; pour le renouvellement des cellules ; en général, pour la protection de la peau, notamment au soleil

Type de peau : pour tout type de peau
Divers : contient beaucoup d'acides gras ; très bonne huile support, car pénètre rapidement dans la peau ; l'huile de jojoba est une sorte de résine et ne peut rancir ; elle possède un facteur de protection lumineuse de 4-6 et est donc idéale comme huile solaire
Attention ! Cette huile est impropre à la préparation des mets.

Lin

NOM : *Linum usitatissimum*
FAMILLE : linacées
HABITAT : Argentine, États-Unis, Russie
OBTENTION : pressage à froid des graines
Action : anti-inflammatoire, antalgique ; régénère les cellules

- *Utilisation : en cas* d'artériosclérose, de cystite, de cancer du sein (à titre préventif et curatif), d'affection musculaire, de calculs rénaux, d'ostéoporose, de rhumatismes, de raidissement

Type de peau : peau sèche, encline aux eczémas ; en cas de crevasses douloureuses ; de dommages cutanés d'origine professionnelle.

Macadamia

NOM : *Macadamia ternifolia*
FAMILLE : protéacées
HABITAT : Amérique, Hawaii, Nouvelle-Zélande, Kenya
OBTENTION : pressage à froid des noix
Action : régénère, protège les cellules

- *Utilisation : en cas* de rides, de problèmes de cheveux (cheveux emmêlés, fragiles), de desséchement de la peau, d'irritations cutanées, de callosités ; pour les soins du visage et du corps entier

Type de peau : peau tendre et fragile

Divers : Cette huile possède un coefficient de protection lumineuse de 3-4 ; c'est donc une bonne huile solaire ; huile de massage ; huile culinaire savoureuse.

Millepertuis

NOM : *Hypericum perforatum*

FAMILLE : hypéricacées

HABITAT : Asie, Europe, Afrique du Nord

OBTENTION : fleurs et feuilles sont incorporées dans des huiles supports pendant 2 à 3 semaines, puis les éléments végétaux sont filtrés

Action : tranquillisante, euphorisante, désinfectante, anti-inflammatoire, antalgique, vulnéraire ; stimule l'irrigation sanguine, fortifie les nerfs, éclaircit l'humeur

- *Utilisation : en cas* d'angoisses, de lésions des disques intervertébraux, d'inflammation des mamelons (mères allaitantes), d'inflammations, d'états d'irritation, d'épuisement, de goutte, de callosités, de sciatique, de manque de concentration, de migraine, de courbatures, de tension et de durcissement musculaires, de nervosité, de contusions, de rhumatismes, d'insomnie, d'inquiétude consécutive à la grossesse, de raideur des épaules, de coup de soleil, de surmenage, de dépression hivernale ; pour stimuler l'irrigation sanguine

Type de peau : pour peau mal irriguée et pâle

Divers : teneur élevée en tannins ; très bonne action en profondeur

Attention ! N'est pas appropriée pour la cuisine.

Nigelle

NOM : *Nigella sativa*

FAMILLE : renonculacées

HABITAT : Égypte, Proche-Orient

OBTENTION : pressage à froid des graines

Action : anti-inflammatoire ; agit contre les allergies, stimule les défenses

- *Utilisation : en cas* d'acné, d'allergies, de problèmes intestinaux, d'eczéma, d'inflammations, de douleurs articulaires, de grippe, d'hémorroïdes, de problèmes de peau, de toux, de migraine, de névrodermite, d'affections par les champignons, de psoriasis, de contusions

Type de peau : tout type de peau

Divers : huile culinaire épicée.

Noisette

NOM : *Corylus avellana*

FAMILLE : bétulacées

HABITAT : Europe centrale et méridionale, Turquie

OBTENTION : pressage à froid des noisettes

Action : calme l'irritation

- *Utilisation : en cas* de problèmes de peau

Type de peau : pour peau sèche, grasse et fatiguée

Divers : protège naturellement contre le soleil ; bonne huile solaire.

Noix

NOM : *Juglans regia*

FAMILLE : juglandacées

HABITAT : Europe centrale et méridionale, Amérique du Nord et du Sud

OBTENTION : pressage à froid des noix

Action : fortifie les défenses, stimule le métabolisme des lipides, régule les hormones, nettoie la lymphe
- *Utilisation* : pour réguler la glycémie, désinfecter l'intestin, régénérer la peau ; comme tonique cérébral

Type de peau : tous types de peau
Divers : Protège contre le rayonnement solaire.

Noyau d'abricot

NOM : *Prunus armeniaca*
FAMILLE : rosacées
HABITAT : Amérique, Bassin méditerranéen
OBTENTION : pressage à froid
Action : soigne les tissus avec douceur
- *Utilisation : en cas* de peau fragile (par exemple pour les soins du visage)

Type de peau : pour peau crevassée, cassante, sèche
Divers : Cette huile graisse peu ; excellente huile culinaire, très savoureuse.

Olive

NOM :	*Olea europaea*
FAMILLE :	oléacées
HABITAT :	Mexique, Bassin méditerranéen, Pérou, Afrique du Sud, Proche-Orient
OBTENTION :	pressage à froid
Action :	désinfectante, anti-inflammatoire, vulnéraire ; détoxique • *Utilisation : en cas* de brûlures, de troubles intestinaux (usage interne), de problèmes de cheveux, d'inflammations, de troubles biliaires (usage interne), d'inflammations cutanées, de troubles gastriques (usage interne), de durcissement musculaire, de rhumatismes, de problèmes digestifs (usage interne), de constipation (usage interne), de douleurs, d'écorchures ; pour abaisser le taux de lipides sanguins ; pour le soin des ongles
Type de peau :	pour tou type de peau, en particulier pour les peaux crevassées et rugueuses ainsi que pour les peaux enclines aux inflammations
Divers :	huile culinaire savoureuse.

Onagre

NOM : *Oenothera biennis*
FAMILLE : onagracées
HABITAT : Europe, Amérique du Nord et Amérique centrale
OBTENTION : pressage à froid des graines (opération très difficile et très coûteuse)
Action : vasodilatatrice ; fortifie et soutient l'utérus

- *Utilisation : en cas* d'allergies, d'arthrite, d'artériosclérose, d'hypertension artérielle, d'hypercholestérolémie, d'eczéma, d'irritations cutanées, de dommages hépatiques, d'affections cardiaques, d'hystérie, de sclérose en plaques, d'affections nerveuses, de névrodermite, de syndrome prémenstruel, de rhumatismes, de psoriasis, de troubles du métabolisme, de thromboses, d'agitation ; pour améliorer la souplesse de la peau, la sécrétion du sébum

Type de peau : tou type de peau, en particulier les peaux irritées, enflammées et fatiguées
Divers : contient beaucoup d'acide linolénique ; possède une valeur nutritive très élevée ; fait partie des huiles culinaires les plus saines ; très appropriée aux usages internes.

Pavot

NOM : *Papaver rhoeas*
FAMILLE : papavéracées
HABITAT : Amérique, Asie, Europe
OBTENTION : fleurs et feuilles sont incorporées dans des huiles supports pendant 2 à 3 semaines, puis les éléments végétaux sont filtrés
Action : vivifiante, relaxante, antalgique
- *Utilisation : en cas* de douleurs musculaires, de douleurs articulaires, de rhumatismes, d'états douloureux ; pour soutenir les thérapies de la colonne vertébrale

Type de peau : tou type de peau.

Pépin de courge

NOM : *Cucurbita pepo*
FAMILLE : cucurbitacées
HABITAT : Europe, Hongrie
OBTENTION : pressage à froid des pépins
Action : bactéricide, diurétique, spasmolytique
- *Utilisation : en cas* d'artériosclérose, de problèmes de disques intervertébraux, de cystite, d'hypertension artérielle, d'excès de lipides sanguins, de pro-

blèmes des voies urinaires, de crampes musculaires, d'affections rénales, de problèmes de prostate, de vessie irritable

Type de peau : peaux sèches, crevassées, squameuses ; peaux fortement sollicitées.

Sésame

NOM : *Sesamum indicum*

FAMILLE : pédaliacées

HABITAT : Chine, Inde, Soudan, Venezuela

OBTENTION : pressage à froid des graines

Action : stimule l'irrigation sanguine, détoxique, soutient le métabolisme

- *Utilisation* : dans les affections cutanées suintantes ; pour les soins du visage et du corps entier ; pour protéger la peau, ouvrir les pores

Type de peau : tout type de peau

Divers : huile solaire très efficace (arrête environ 30 % des UV) ; bonne huile pour assaisonnements et crudités

Attention ! Ne pas employer en cas de névrodermite ou de processus cutanés inflammatoires.

Soja

NOM : *Soja angustifolia*
FAMILLE : fabacées ; papilionacées
HABITAT : Asie, Amérique
OBTENTION : pressage à froid des graines
Action : anti-inflammatoire, hépatique ; renforce les défenses, diminue le cholestérol sanguin, facilite la concentration
- *Utilisation : en cas* d'acné, d'artériosclérose, d'inflammations cutanées ; pour protéger la muqueuse intestinale, pour assurer les soins du visage et du corps entier

Type de peau : peau sèche
Divers : contient beaucoup de vitamine E et de β-carotène ; huile de cuisine savoureuse.

Souci

NOM : *Calendula officinalis*
FAMILLE : astéracées ; composées
HABITAT : Égypte, Asie, Europe ; Bassin méditerranéen, Syrie, États-Unis
OBTENTION : feuilles et fleurs sont incorporées dans des huiles supports pendant 2 à 3 semaines, puis les éléments végétaux sont tamisés

Action : cicatrisante ; calme l'irritation

- *Utilisation :* brûlures, hématomes, hémorroïdes, maladies de peau, varices, troubles menstruels, coupures ; pour les soins de la peau (mains exposées en permanence au froid et à l'eau), la guérison des blessures ; pour les soins du bébé en cas de fesses meurtries ou d'éruptions dues aux langes

Type de peau : très bonne huile pour les peaux mal irriguées et les peaux rugueuses

Divers : contient beaucoup de principes amers végétaux

Attention ! Eu égard aux principes amers, ne pas utiliser comme huile de cuisine.

Tournesol

NOM : *Helianthus annuus*

FAMILLE : astéracées ; composées

HABITAT : Afrique, Amérique, Asie, Australie, Europe, Mexique, Russie

OBTENTION : pressage à froid des graines

Action : fortifie les défenses, diminue le cholestérol sanguin, régule l'irrigation sanguine, régénère les tissus, dissout les mucosités

- *Utilisation :* pour les jambes blessées ; en cas de troubles de l'irrigation sanguine, de rhume, de douleurs / affections articulaires, de néoplasie, d'abcès, de gorge enflammée, d'éruptions cutanées, de problèmes rénaux ; pour la guérison des blessures

Type de peau : pour tout type de peau, particulièrement pour les « peaux à problèmes »

Divers : huile savoureuse pour la cuisine

Attention ! En cas de couperose (éclatement des capillaires), ne pas employer en usage externe.

Propositions d'utilisation

Pour toutes les propositions d'utilisation présentées ci-dessous, la règle suivante soit prévaloir : « Le moins est un plus. » Les huiles essentielles ne doivent être utilisées qu'avec parcimonie, car leur action peut s'inverser, lorsqu'elles sont en excès, pour prendre une valeur négative. On peut dire d'une façon générale que les faibles dosages sont le plus souvent calmants ; les dosages élevés, plutôt stimulants ; les dosages trop élevés, souvent toxiques. N'oubliez jamais que les huiles essentielles sont des substances hautement concentrées. En cas de doute, il vaut mieux en utiliser un peu moins.

Le diffuseur d'arôme

À noter : par le truchement des organes de la respiration, en particulier par le sens de l'odorat, les huiles essentielles agissent très fortement sur le corps de l'homme tout entier. Les substances actives des huiles, à travers leurs molécules de parfum les plus fines, sont absorbées par les poumons et, de là, parviennent dans la circulation sanguine. Elles sont ainsi transportées en tous les points du corps, notamment dans les organes. Par l'odorat, les substances aromatiques parviennent directement au cerveau en passant par les fosses nasales (contrairement à ce qui est le cas pour tous les autres sens, dont l'excitation transite par la moelle épinière), exerçant ainsi leur influence sur notre système limbique (domaine des sensations) ainsi que sur l'hypothalamus. Les états psychologiques sont directement influencés par ces excitations, de sorte que leur effet est immédiat.

Remarque : le diffuseur d'arôme devrait être exploité avec suffisamment d'eau pour que les huiles essentielles ne soient pas chauffées à plus de 40 °C. À température trop élevée, l'action des arômes se perd.

Angoisse : 2 à 3 gouttes de chacune des huiles suivantes : bois de rose, oliban, orange sanguine

Angoisse chez l'enfant : 3 gouttes de chacune des huiles suivantes : clémentine, mandarine, orange douce

Cauchemar : 2 gouttes de chacune des huiles suivantes : lavande officinale, sapin argenté, vanille

Concentration : 3 gouttes de chacune des huiles suivantes : basilic, citron, eucalyptus

ou bien

3 gouttes de chacune des huiles suivantes : pin des montagnes, romarin, verveine

Dépression : 2 à 3 gouttes de chacune des huiles suivantes : bergamote, bigarade petit grain, litsée, pélargonium

Détente (relaxation) : 2 à 3 gouttes de chacune des huiles suivantes : bay, orange sanguine, ylang-ylang

Insectes (protection) : 3 gouttes de chacune des huiles suivantes : géranium, giroflier, melaleuque

ou bien

3 à 4 gouttes de chacune des huiles suivantes : bergamote, limette, lemongrass

Méditation : 1 à 2 gouttes de chacune des huiles suivantes : myrte et rose ; 3 gouttes de chacune des huiles suivantes : cèdre du Liban et oliban

ou bien

3 gouttes de chacune des huiles suivantes : myrrhe, santal (bois), sapin argenté

Nervosité : 2 gouttes de chacune des huiles suivantes : baume du Pérou, lavande, sapin de Douglas

Respiration : 3 gouttes de chacune des huiles suivantes : cèdre du Liban, mélèze, pin Cembrot, thym

Rhume : 3 gouttes de chacune des huiles suivantes : épicéa, eucalyptus, melaleuque, sapin argenté

ou bien

2 à 3 gouttes de chacune des huiles suivantes : bois de rose, fenouil doux, lavande, achillée millefeuille.

Les bains

À noter : les huiles essentielles ne sont pas solubles dans l'eau. Pour cette raison, il vous faut un émulsifiant* qui prépare le mélange. Les meilleurs émulsifiants pour le bain, et les plus agréables, sont les suivants : soit un gobelet de bonne crème fouettée, soit 2 à 3 cuillers à soupe de miel. Le nombre de gouttes indiqué pour les huiles sera d'abord mélangé à l'émulsifiant, puis le tout sera versé dans l'eau du bain. Pour remplacer les émulsifiants indiqués, on pourra aussi envisager le lait, le petit-lait, l'argile ou le vinaigre. Toutes les quantités indiquées en gouttes sont des quantités moyennes, que vous pouvez adapter en fonction de votre expérience et de vos besoins.

---

* On utilise un émulsifiant pour lier ensemble des substances qui, par suite de leur structure, ne pourraient être dissoutes les unes dans les autres sans ce moyen.

Remarque : pour chaque recette indiquée, n'oubliez pas de vérifier si les huiles essentielles conviennent aux femmes enceintes, aux enfants et aux épileptiques.

Arthrite : 7 gouttes de benjoin, 2 gouttes de camomille, 3 gouttes de citron

Cystite : 7 gouttes de baies de genévrier, 7 gouttes de bois de santal

Défenses (fortification) : 6 gouttes d'épicéa, 10 gouttes d'eucalyptus, 3 gouttes de sauge, 3 gouttes de thym

Détoxication : 3 gouttes de chacune des huiles suivantes : citron, genévrier, reine des prés, sapin de Douglas ; 5 gouttes de géranium

Enfant (bain d'enfant) : 3 gouttes de chacune des huiles suivantes : mandarine, miel, géranium, orange douce

Grippe : 6 gouttes de marjolaine ; 3 gouttes de chacune des huiles suivantes : bergamote, citron, orange douce

Hypotension/frilosité : 15 gouttes d'acore vrai

Inspiration : 7 gouttes de bergamote, 2 gouttes de néroli, 3 gouttes de verveine

Muscles (douleurs) : 4 gouttes de chacune des huiles suivantes : citron, lavande, marjolaine

Rhumatismes : 4 gouttes de benjoin, 2 gouttes de camomille, 4 gouttes de lavande

Rhume : 6 gouttes d'épicéa, 10 gouttes d'eucalyptus, 3 gouttes de sauge, 3 gouttes de thym

ou bien

7 gouttes de chacune des huiles suivantes : cajeput, eucalyptus, sapin argenté

Sensualité (équilibrage) : 3 gouttes de jasmin, 6 gouttes de lavande, 10 gouttes de miel

Sommeil (troubles) : 15 gouttes de lavande

Tonifiant : 5 gouttes de chacune des huiles suivantes : bergamote, citron, lemongrass, romarin

Les frictions/massages

À noter : avant tout contact avec la peau, les huiles essentielles doivent toujours être diluées et mélangées avec une huile végétale comme support. On fait ensuite pénétrer ce mélange par friction ou massage ; à travers la peau, il agit sur les tissus, muscles et organes situés plus en profondeur. Toutes les quantités indiquées en gouttes sont des valeurs moyennes, que vous pouvez adapter en fonction de votre expérience et de vos besoins.

Remarque : avant d'appliquer chaque recette, vérifiez bien si les huiles envisagées conviennent aux femmes enceintes, aux enfants et aux épileptiques.

Aphrodisiaque : 10 ml d'huile de millepertuis avec 2 gouttes de chacune des huiles suivantes : lavande officinale, limette, palmarosa, patchouli, ylang-ylang

Bébé [massage pour] : 10 ml d'huile d'amande douce avec 1 goutte de rose

Cellulite : 10 ml d'huile de jojoba avec 2 gouttes de chacune des huiles suivantes : achillée millefeuille, cyprès, orange douce

Cœur (palpitations troubles du rythme) : 10 ml d'huile d'onagre *ou* de germe de blé avec 2 gouttes de néroli

Coliques : 10 ml d'huile de millepertuis avec 2 gouttes de chacune des huiles suivantes : angélique, cardamome, menthe poivrée, thym

Défenses [faiblesse des] : 10 ml d'huile de millepertuis avec 2 gouttes de chacune des huiles suivantes : angélique, rose, sapin argenté

Digestion (troubles) : 10 ml d'huile de jojoba avec 3 gouttes de chacune des huiles suivantes : anis vert, carvi, coriandre, fenouil doux

Estomac/intestin (problèmes) : 10 ml d'huile de jojoba avec 5 gouttes de chacune des huiles suivantes : anis vert, fenouil doux (sur l'abdomen, toujours masser dans le sens du transit, c'est-à-dire vers la jambe gauche)

Flatulences : 10 ml d'huile de jojoba avec 5 gouttes de chacune des huiles suivantes : anis vert, carvi, fenouil doux (sur l'abdomen, toujours masser dans le sens du transit, c'est-à-dire vers la jambe gauche)

Hypotension/frilosité : 10 ml d'huile de jojoba avec 2 gouttes de gingembre ou 2 gouttes d'acore vrai

Irrigation sanguine : 10 ml de souci avec 2 gouttes de chacune des huiles suivantes : marjolaine, mélèze, romarin

Menstruations (troubles) : 10 ml d'huile de souci *ou* de jojoba avec 3 gouttes d'estragon, 2 gouttes de noix de muscade, 2 gouttes de camomille romaine (masser la totalité du bas ventre et les hanches)

Muscles (douleurs) : 10 ml d'huile d'arnica *ou* de sésame avec 2 gouttes de chacune des huiles suivantes : cajeput, cyprès ou pamplemousse

Muscles (tensions) : 10 ml d'huile de millepertuis avec 3 gouttes de chacune des huiles suivantes : marjolaine, menthe, palmarosa

Peau fragile : 10 ml d'huile d'aloès avec 2 gouttes de chacune des huiles suivantes : camomille, rose, bois de santal

Piqûres (guêpe, abeille, moustique) : masser, pure, l'huile de lavande *ou* de melaleuque

Psoriasis : 10 ml d'huile d'avocat *ou* de jojoba avec 2 gouttes de ciste ladanifère, 2 gouttes de mélisse, 4 gouttes de cèdre (masser les zones concernées)

Respiration (approfondissement/souffle court) : 10 ml d'huile de jojoba avec 5 gouttes d'huile de sapin de Douglas et 5 gouttes d'huile de melaleuque (massage léger de la poitrine)

Rhume : 10 ml d'huile de jojoba avec 5 gouttes d'huile de sapin de Douglas et 5 gouttes d'huile de melaleuque (massage léger de la poitrine)

Rides (tonification de la peau) : 10 ml d'huile de jojoba avec 10 gouttes de fenouil doux

Soleil [coups de] : 10 ml d'huile de millepertuis avec 3 gouttes d'achillée millefeuille

Tête [maux de] : huile de menthe verte pure ou diluée (frictionner les tempes et le front) *ou bien* 10 ml d'huile de millepertuis avec 2 gouttes de chacune des huiles suivantes : armoise, néroli, palmarosa (frictionner le front, les tempes, la nuque et les épaules)

Tonique : 10 ml d'huile d'avocat *ou* d'amande douce avec 2 gouttes de chacune des huiles suivantes : camphre, citron, orange douce, romarin

Tranquillisant : 10 ml d'huile de millepertuis avec 2 gouttes de chacune des huiles suivantes : baies de genévrier, néroli, rose, bois de santal

Varices (soulagement) : 10 ml d'huile de jojoba avec 2 gouttes de chacune des huiles suivantes : cyprès, limette, vétiver

Vergetures : 10 ml d'huile de millepertuis, de jojoba *ou* de germe de blé avec 3 gouttes de chacune des huiles suivantes : lemongrass, limette, mandarine ; *ou bien* 10 ml d'huile de souci avec 2 gouttes de chacune des huiles suivantes : lavande, myrrhe, oliban, pélargonium

Verrues : tamponner (sans frotter) l'huile de melaleuque pure *ou* l'huile de thuya pure (et recouvrir d'un pansement)

Les inhalations

À noter : pour les inhalations, vous utiliserez soit un inhalateur, soit un plat d'eau très chaude (éventuellement aussi de tisane légère, de tisane de camomille par exemple) et une serviette, au moyen de laquelle vous pourrez recouvrir votre tête au-dessus du plat afin que la vapeur ne s'échappe pas trop vite sur les côtés. Il est recommandé d'avoir quelques mouchoirs à portée de main, car beaucoup d'huiles dissolvent les mucosités. Ne versez qu'une seule goutte de chaque huile, deux au maximum, dans l'eau bouillante et gardez votre tête au-dessus, recouverte de la serviette, pendant 10 à 20 minutes. Inspirez et expirez lentement et profondément par le nez.

Remarque : pour chaque recette, vérifiez avant utilisation si l'huile essentielle envisagée convient bien aux femmes enceintes, aux enfants et aux épileptiques.

Asthme : 1 goutte d'hysope, 1 goutte de lavande

Gorge enflammée : 1 goutte de thym

Rhume : 1 goutte d'eucalyptus *ou* de cajeput.

Les compresses/enveloppements

À noter : à cet effet, les huiles essentielles sont dissoutes dans un émulsifiant comme décrit à la rubrique « bains », à raison de 5 à 10 gouttes pour 1 litre. Les linges ou enveloppements y sont plongés puis tordus avant d'être posés ou enveloppés sur les zones à traiter. Toutes les quantités indiquées en gouttes sont des valeurs moyennes qui peuvent être adaptées en fonction de votre expérience et de vos besoins.

Remarque : en cas d'inflammations aiguës, ne procédez jamais à des enveloppements ou à des compresses ! Et pensez toujours, avant l'emploi des huiles essentielles envisagées, de vérifier si elles conviennent aux femmes enceintes, aux enfants et aux épileptiques.

Biliaires [coliques] : 10 gouttes de basilic, 5 gouttes de cumin (compresse chaude)

Blessures (traitement) : 7 gouttes d'élémi, 7 gouttes de lavande (compresse chaude)

Coliques : 2 gouttes de basilic, 2 gouttes de fenouil doux, 2 gouttes de romarin (compresse chaude)

Contusions : 2 gouttes de fenouil doux, 2 gouttes de lavande (compresse froide)

Estomac/intestin (coliques) : 3 gouttes de basilic, 3 gouttes de camomille romaine, 3 gouttes de fenouil (compresse chaude)

Estomac/intestin (problèmes) : 10 gouttes de basilic (compresse chaude)

Fièvre (élevée) : 5 gouttes de menthe poivrée (compresse froide ; pas pour les enfants au-dessous de 6 ans)
ou bien : 3 gouttes de citron, 3 gouttes de lavande, 3 gouttes de mélisse (compresse froide)

Foie (enveloppement) : 3 gouttes de carotte, 3 gouttes de galbanum, 3 gouttes de romarin (compresse chaude)

Menstruations (spasmes) : 3 gouttes de marjolaine, 3 gouttes de sauge sclarée (compresse chaude)

Muscles (crampes) : 2 gouttes de camomille romaine, 2 gouttes de romarin, 2 gouttes de bois de santal (compresse chaude)

Nervosité/stress : 4 gouttes de lavande, 1 goutte de mélisse (compresse froide sur le front)

Peau (irritations allergiques) : 5 gouttes de lavande, 5 gouttes de mélisse (compresse chaude)

Peau (tonification du visage) : 5 gouttes de myrrhe (compresse chaude en masque du visage)

Tête [maux de] (gueule de bois) : 1 goutte de citron, 4 gouttes de pélargonium (compresse froide sur le front)

Huiles pour sauna

À noter : beaucoup d'huiles essentielles sont facilement inflammables, et c'est pourquoi il ne faut jamais les verser directement sur les pierres brûlantes. Ajoutez 5 à 10 gouttes des huiles dans une louche d'eau avant de la verser sur les pierres chaudes, puis recommencez selon vos besoins.

Fortifiant : 5 gouttes de myrte, 5 gouttes de verveine, 2 gouttes de lemongrass, 8 gouttes de pin Cembrot

Reconstituant/ régénérant : 7 gouttes d'épicéa, 7 gouttes de mandarine, 7 gouttes de menthe poivrée

Rhume : 2 gouttes d'eucalyptus, 2 gouttes de menthe poivrée, 4 gouttes de pin sylvestre, 4 gouttes de thym, 4 gouttes de romarin, 4 gouttes de camphre

L'ingestion

À noter : les huiles essentielles ne peuvent être ingérées que dans de rares cas. Cela ne devrait se faire que sous la conduite d'un spécialiste (médecin, naturopathe ou aromathérapeute). Dans la plupart des cas, l'une des méthodes exposées plus haut suffit pour atteindre le résultat désiré. Dans les rares cas où l'ingestion est autorisée, les huiles sont absorbées sur un morceau de sucre, de pain ou avec une cuiller à soupe de miel. Le dosage ne devrait jamais dépasser 1 à 2 gouttes 2 à 3 fois par jour. Une autre possibilité d'ingestion consiste à opérer une première dilution dans l'alcool (comme émulsifiant), puis une seconde dilution dans un verre d'eau. Là encore, il convient de ne pas dépasser le nombre de gouttes.

Index

Classé selon les indications, les symptômes et les effets.
À noter : cette liste est une aide à consulter quant à l'action et aux possibilités d'utilisation des huiles essentielles. L'emploi des huiles ne devrait pas se faire de façon arbitraire et, en cas de maladie, sans l'accord de votre médecin ou de votre thérapeute. Celui-ci est compétent pour décider de l'emploi, du dosage et de la durée du traitement.
Eu égard à l'énorme quantité de possibilités d'emploi et d'expériences issues des utilisations et recherches passées, il est nécessaire d'établir une liste exhaustive. On s'aidera également des propositions précédemment formulées.

A

Abattement – bergamote ; cananga ; cinnamome ; immortelle ; jasmin ; lavande aspic ; lavande fine ; lavande officinale ; lavandin ; mélisse ; piment ; rose ; santal (bois) ; sapin argenté ; sauge sclarée ; serpolet

Abcès – bergamote ; camomille « du Maroc » ; camomille romaine ; galbanum ; genévrier (baies et bois) ; immortelle ; lavande aspic ; lavande fine ; lavande officinale ; lavandin ; leptosperme ; melaleuque ; patchouli ; thym

Abortif – tanaisie

Acariens – anis vert ; melaleuque

Accouchement *(qui stimule)* – cannelle de Ceylan (feuilles et écorce) ; giroflier ; jasmin ; persil ; verveine

Acharnement – orange douce

Acné – achillée millefeuille ; bergamote ; bois de rose ; cajeput ; camomille « du Maroc » ; camomille romaine ; camphrier ; cédratier ; cèdre (du Liban) ; ciste ladanifère ; citron ; eucalyptus citronné ; galbanum ; genévrier (baies et bois) ; genévrier de Virginie ; giroflier ; immortelle ; jasmin ; laurier noble ; lavande aspic ; lavande fine ; lavande officinale ; lavandin ; lemongrass ; leptosperme ; limette ; linaloé ; litsée ; mandarine ; marjolaine ; melaleuque ; menthe nanah ; menthe poivrée ; menthe verte ; myrte ; niaouli ; origan ; palmarosa ; pamplemousse ; patchouli ; santal (bois) ; sauge à feuilles de lavande ; sauge sclarée ; thym ; verveine ; verveine citronnée ; vétiver ; violette ; ylang-ylang

Adénopathie – ciste ladanifère

Agitation – mandarine ; valériane officinale

Agonie *(diminution de l'angoisse)* – myrte

Agoraphobie – galbanum

Agressivité *(qui calme)* – baume de Tolu ; baume du Pérou ; cananga ; cèdre (de l'Atlantique, du Liban) ; clémentine ; coriandre douce ; mandarine

Aigreurs (d'estomac ; pyrosis) – armoise ; cardamome ; poivre ; schinus molle ; valériane officinale

***Air** (assainissement)* – bergamote ; cardamome ; oliban ; pamplemousse ; pin des montagnes ; pin Larichio

***Alimentation** (troubles alimentaires du nourrisson)* – fenouil doux

Allergies – camomille [petite] ; camomille « du Maroc » ; camomille romaine ; estragon ; immortelle ; lavande aspic ; lavande fine ; lavande officinale ; lavandin ; leptosperme ; mélisse ; myrte ; nard indien ; palmarosa

Amaigrissement excessif/anorexie mentale – acore vrai

***Ame** (purification)* – myrrhe ; néroli
(huile pour l'âme) – néroli

***Amibes** (destruction)* – ail

***Amour** [chagrin d']* – mélisse ; rose

Amygdalite – bergamote ; hysope ; laurier noble ; melaleuque ; pélargonium

Anémie – acore vrai ; ail ; angélique ; armoise ; camomille [petite] ; camomille « du Maroc » ; camomille romaine ; cannelier de Chine ; carotte sauvage ; cédratier ; citron ; jacinthe ; lavande fine ; lavande officinale ; lavandin ; limette ; livèche ; poivre ; romarin ; schinus molle ; thym ; vétiver

***Anesthésiant** (local)* – menthe nanah ; menthe verte ; piment

Angine – lavande aspic ; mousse de chêne ; ortie

***Angoisses** (supprime l'angoisse)* – angélique ; assa-fœtida ; basilic ; bigarade petit grain ; bouleau blanc ; camomille « du Maroc » ; camomille romaine ; cananga ; cannelle de Ceylan (feuilles et écorce) ; cèdre (de l'Atlantique, du Liban) ; cinnamome ; clémentine ; épicéa ; estragon ; fenouil doux ; genêt d'Espagne ; genévrier (baies et bois) ; hysope ; iris ; jasmin ; laurier noble ; lavande aspic ; lavande fine ; lavande officinale ; lavandin ; lentisque pistachier ; linaloé ; marjolaine ; mélisse ; mimosa ; myrte ; néroli ; niaouli ; oliban ; orange douce ; pamplemousse ; patchouli ; pélargonium ; pin Larichio ; pin des montagnes ; poivre ; ravensare aromatique ; santal (bois) ; sapin de Douglas ; sauge sclarée ; styrax ; thym ; tsuga ; valériane ; vanille ; verveine

citronnée ; ylang-ylang
(chez l'enfant) – clémentine ; mandarine ; orange douce
(des examens) – mélisse ; néroli

***Antalgique** (physique)* – bergamote ; bois de rose ; cajeput ; camomille [petite] ; camomille « du Maroc » ; camomille romaine ; camphrier ; coriandre douce ; curcuma ; eucalyptus ; galbanum ; gaulthérie ; gingembre ; houblon ; iris ; jasmin ; laurier noble ; lavande aspic ; lavande fine ; lavande officinale ; lavandin ; lemongrass ; leptosperme ; litsée ; marjolaine ; menthe des champs ; menthe verte ; muscade (noix) ; niaouli ; origan ; palmarosa ; pélargonium ; piment ; pin des marais ; pin des montagnes ; pin Larichio ; pin maritime ; poivre ; romarin ; sapin argenté ; valériane
(moral) – genêt d'Espagne

***Antiallergique** (contre les allergies)* – camomille [petite] ; camomille « du Maroc » ; camomille romaine; estragon ; immortelle ; lavande aspic ; lavande fine ; lavande officinale ; lavandin ; leptosperme ; mélisse ; myrte ; nard indien ; palmarosa

***Antibactérien** (contre les bactéries)* – acore vrai ; ail ; aneth odorant ; aunée ; basilic ; bigarade ; bois de rose ; cajeput ; camomille [petite] ; camomille « du Maroc » ; camomille romaine ; camphrier (bois et feuilles) ; cardamome ; cédratier ; citron ; copaïer ; coriandre douce ; costus ; cumin ; curcuma ; estragon ; eucalyptus citronné ; fenouil doux ; gingembre ; houblon ; hysope ; immortelle ; laurier noble ; lemongrass ; leptosperme ; limette ; linaloé ; litsée ; marjolaine ; melaleuque ; mélisse ; mélisse indienne ; menthe poivrée ; mousse de chêne ; nard indien ; néroli ; niaouli ; oignon ; orange douce ; orange sanguine ; origan ; palmarosa ; pamplemousse ; patchouli ; pin sylvestre ; poivre ; ravensare aromatique ; rose ; rosier cent-feuilles ; santal (bois) ; sarriette des jardins ; sauge sclarée ; schinus molle ; styrax ; tagète ; thym ; valériane ; verveine

***Antibiotique** (détruit les bactéries ou empêche leur multiplication)* – ail ; giroflier

Anticoagulant – immortelle ; laurier noble

Antidépresseur *(contre les dépressions ; qui atténue la dépression)* – acacia ; achillée millefeuille ; ambrette ; anis vert ; aunée ; basilic ; baume du Pérou ; benjoin ; bergamote ; bigarade petit grain ; bois de rose ; camomille [petite] ; camomille « du Maroc » ; camphrier ; cananga ; cèdre (de l'Atlantique, du Liban) ; céleri ; cinnamome ; ciste ladanifère ; citron ; citronnelle ; épicéa ; genévrier de Virginie ; jasmin ; laurier noble ; lavande aspic ; lavande fine ; lavande officinale ; lavandin ; lemongrass ; limette ; linaloé ; litsée ; mandarine ; marjolaine ; mélèze ; mélisse ; mélisse indienne ; mimosa ; muscade (noix) ; néroli ; niaouli ; orange douce ; palmarosa ; pamplemousse ; patchouli ; pélargonium ; pin Cembrot ; romarin ; rose ; rosier cent-feuilles ; santal (bois) ; sapin baumier ; sapin de Douglas ; sauge sclarée ; serpolet ; styrax ; thym ; tulsi ; vanille ; verveine citronnée ; vétiver ; ylang-ylang

Antidiarrhéique – cannelle de Ceylan (feuilles et écorce)

Antimicrobien *(contre les microbes)* – ail ; bois de rose ; cajeput ; cannelier de Chine ; cannelle de Ceylan (feuilles et écorce) ; carvi ; citron ; épicéa ; fenouil doux ; galbanum ; houblon ; immortelle ; lavande aspic ; lavande fine ; lavande officinale ; lavandin ; ledon du Groenland ; lemongrass ; lentisque pistachier ; livèche ; menthe des champs ; menthe poivrée ; moutarde ; oignon ; persil ; pin des montagnes ; pin Larichio ; pin maritime ; pin sylvestre ; poivre ; romarin ; sapin de Douglas ; sauge à feuilles de lavande ; sauge sclarée ; styrax ; thym ; tsuga

Antinévralgique *(contre les névralgies)* – cajeput ; camomille [petite] ; camomille « du Maroc » ; coriandre douce ; épicéa ; fenouil doux ; houblon ; lentisque pistachier ; sapin de Douglas ; tsuga

Anti-oxydant – benjoin ; céleri ; coriandre douce ; cumin ; curcuma ; gaïac (bois) ; gingembre ; giroflier ; lemongrass ; marjolaine ; muscade (noix) ; piment ; romarin ; sauge ; thum

Antirhumatismal *(contre les rhumatismes, mais aussi contre*

leurs symptômes d'accompagnement comme les douleurs, la faiblesse musculaire, etc.) – acacia ; achillée millefeuille ; ail ; angélique ; baume du Pérou ; bouleau blanc ; cajeput ; camomille « du Maroc » ; camomille romaine ; camphrier ; cannelle de Ceylan (feuilles et écorce) ; carotte sauvage ; cédratier ; céleri ; citron ; coriandre douce ; cumin ; curcuma ; cyprès ; épicéa ; estragon ; eucalyptus ; fenouil doux ; gaïac (bois) ; galbanum ; gaulthérie ; genévrier (baies et bois) ; genévrier de Virginie ; gingembre ; giroflier ; hysope ; immortelle ; laurier noble ; lavande aspic ; lavande fine ; lavande officinale ; lavande stoechade ; lavandin ; lentisque pistachier ; leptosperme ; limette ; livèche ; marjolaine ; mélèze ; muscade (noix) ; myrrhe ; myrte ; niaouli ; oignon ; origan ; ortie ; persil ; piment ; pin Larichio ; pin maritime ; pin des montagnes ; pin sylvestre ; poivre ; reine des prés ; romarin ; sapin argenté ; sapin de Douglas ; sapin géant ; sauge ; sauge à feuilles de lavande ; schinus molle ; thym ; tsuga ; valériane ; vétiver ; violette

Antiscorbutique *(contre le scorbut ; manque de vitamine C)* – cédratier ; citron ; gingembre ; limette ; linaloé ; litsée ; pin sylvestre

Antiseptique *(qui tue les germes)* – acacia ; achillée millefeuille ; acore vrai ; ail ; ajowan ; anis vert ; baume de Tolu ; baume du Pérou ; benjoin ; bergamote ; bigarade ; bigarade petit grain ; bois de rose ; bouleau blanc ; bucco (feuilles) ; cajeput ; camomille [petite] ; camomille « du Maroc » ; camomille romaine ; camphrier ; cananga ; cannelle de Ceylan (feuilles et écorce) ; cardamome ; carotte sauvage ; carvi ; cédratier ; cèdre (du Liban) ; céleri ; cinnamome ; ciste ladanifère ; citron ; citronnelle ; costus (racine) ; cumin ; cyprès ; élémi ; épicéa ; estragon ; eucalyptus ; fenouil doux ; gaïac (bois) ; galbanum ; genévrier (baies et bois) ; gingembre ; giroflier ; houblon ; hysope ; immortelle ; jacinthe ; jasmin ; laurier noble ; lavande aspic ; lavande fine ; lavande officinale ; lavande stoechade ; lavandin ; ledon du Groenland ;

lemongrass ; lentisque pistachier ; leptosperme ; limette ; livèche ; mandarine ; marjolaine ; melaleuque ; mélèze ; menthe bergamote ; menthe des champs ; menthe nanah ; menthe poivrée ; menthe verte ; mimosa ; mousse de chêne ; muscade (noix) ; myrrhe ; myrte ; néroli ; niaouli ; oignon ; oliban ; opoponax ; orange douce ; orange sanguine ; palmarosa ; pamplemousse ; patchouli ; pélargonium ; persil ; piment ; pin Cembrot ; pin des marais ; pin des montagnes ; pin Larichio ; pin maritime ; pin sylvestre ; poivre ; ravensare aromatique ; romarin ; rose ; santal (bois) ; sapin argenté ; sapin baumier ; sapin de Douglas ; sapin de l'Himalaya ; sapin géant ; sarriette des jardins ; sauge ; sauge à feuilles de lavande ; sauge sclarée ; schinus molle ; serpolet ; styrax ; thym ; tsuga ; tulsi ; verveine ; verveine citronnée ; vétiver ; ylang-ylang

***Antitoxique** (contre l'empoisonnement ; qui détoxique)* – ail ; angélique ; bergamote ; citron ; coriandre douce ; cumin ; fenouil doux ; genévrier (baies et bois) ; lavande aspic ; lavande fine ; lavande officinale ; lavandin ; ledon du Groenland ; lemongrass ; menthe poivrée ; pamplemousse ; patchouli ; poivre ; reine des prés ; santoline ; thym ; verveine ; verveine citronnée

***Antituberculeux** (contre la tuberculose)* – ail ; eucalyptus ; leptosperme ; melaleuque ; myrte ; pin maritime ; rose ; rosier cent-feuilles ; serpolet ; thym

***Antitumoral** (contre les tumeurs)* – ail ; estragon ; gui ; jasmin ; persil

***Antiviral** (contre les virus)* – basilic ; bergamote ; cajeput ; camphrier ; cardamome ; cédratier ; ciste ladanifère ; citronnelle ; costus ; estragon ; eucalyptus ; eucalyptus citronné ; giroflier ; hysope ; laurier noble ; lemongrass ; limette ; marjolaine ; melaleuque ; mélisse ; mélisse indienne ; niaouli ; patchouli ; pin Larichio ; pin des montagnes ; pin sylvestre ; poivre ; ravensare aromatique ; rosier cent-feuilles ; schinus molle ; verveine

***Apathie** (non-participation)* – cajeput ; jasmin ; piment ; serpolet

***Apéritif** (manque d'appétit)* – acore vrai ; aneth odorant ; angélique ; armoise ; bergamote ; cacao (extrait) ; cannelier de Chine ; cannelle de Ceylan (feuilles et écorce) ; cardamome ; carotte sauvage ; carvi ; cédratier ; céleri ; coriandre douce ; cumin ; curcuma ; estragon ; fenouil doux ; gingembre ; laurier noble ; limette ; livèche ; mandarine ; maté ; menthe poivrée ; moutarde ; muscade (noix) ; orange douce ; origan ; palmarosa ; pamplemousse ; persil ; poivre ; schinus molle ; vanille

***Aphrodisiaque** (stimule les sens)* – ambrette ; bois de rose ; cananga ; cardamome ; cèdre (du Liban) ; céleri ; ciste ladanifère ; coriandre douce ; cumin ; genévrier (baies et bois) ; gingembre ; giroflier ; houblon ; jasmin ; narcisse ; néroli ; patchouli ; poivre ; romarin ; rose ; rosier cent-feuilles ; santal (bois) ; sarriette des jardins ; tubéreuse ; vétiver

***Apoplexie** (attaque cérébrale)* – sauge

***Artériosclérose/athérosclérose** (obstruction des artères)* – achillée millefeuille ; ail ; citron ; genévrier (baies et bois) ; gui ; romarin

***Arthrite** (concept global désignant les maladies des membres, la goutte, l'inflammation articulaire, les épanchements articulaires, les modifications inflammatoires des surfaces articulaires ; seule la goutte, toutefois, est un sous-concept* (Arthritis urica) *: elle est due uniquement aux sels de l'acide urique et produit dans les articulations ce qu'on appelle des* tophi ; *des déformations peuvent en résulter)* – benjoin ; bouleau blanc ; cajeput ; camomille « du Maroc » ; camomille romaine ; camphrier ; carotte sauvage ; cédratier ; céleri ; citron ; coriandre douce ; curcuma ; eucalyptus ; gaïac (bois) ; gaulthérie ; genévrier de Virginie ; gingembre ; giroflier ; lentisque pistachier ; leptosperme ; limette ; marjolaine ; muscade (noix) ; myrrhe ; niaouli ; persil ; piment ; pin des marais ; pin sylvestre ; poivre ; sapin géant ;

sauge à feuilles de lavande ; schinus molle ; thym ; vétiver

Arthrose ? goutte

Articulations *(douleurs)* – armoise ; coriandre douce ; laurier noble ; litsée ; marjolaine ; myrte ; niaouli ; origan ; persil ; piment ; pin des montagnes ; pin Larichio
(inflammation) – camomille « du Maroc » ; camomille romaine
(mobilité) – estragon ; laurier noble ; piment
(problèmes) – cumin ; mandarine ; mélèze ; nigelle ; piment

Ascarides – cajeput

Asthme – anis vert ; assa-fœtida ; aunée ; baume de Tolu ; baume du Pérou ; benjoin ; camomille [petite] ; camomille « du Maroc » ; camomille romaine ; camphrier (bois) ; cardamome ; cédratier ; citron ; costus ; cyprès ; épicéa ; estragon ; eucalyptus ; fenouil doux ; galbanum ; genévrier (baies et bois) ; gingembre ; giroflier ; houblon ; hysope ; immortelle ; laurier noble ; lavande aspic ; lavande fine ; lavande officinale ; lavandin ; leptosperme ; limette ; marjolaine ; melaleuque ; mélèze ; menthe des champs ; menthe nanah ; menthe poivrée ; menthe verte ; myrrhe ; niaouli ; oliban ; opoponax ; origan ; pin Cembrot ; pin de Douglas ; pin des marais ; pin des montagnes ; pin Larichio ; pin sylvestre ; romarin ; rose ; rosier cent-feuilles ; santal (bois) ; sauge ; sauge à feuilles de lavande ; sauge sclarée ; thym ; tsuga
(spasmodique) – cajeput ; sapin baumier ; sapin de Douglas ; valériane
(crises) – épicéa ; eucalyptus ; sarriette des jardins

Astringent *(qui resserre ; anti-inflammatoire, hémostatique)* – achillée millefeuille ; aunée ; benjoin ; cannelier de Chine ; cannelle de Ceylan (feuilles et écorce) ; carotte sauvage ; carvi ; citron ; cyprès ; épicéa ; gaulthérie ; genévrier (baies et bois) ; houblon ; hysope ; immortelle ; lemongrass ; lentisque pistachier ; menthe des champs ; menthe nanah ; menthe poivrée ; menthe verte ; myrrhe ; myrte ; oliban ; pamplemousse ; patchouli ; pélargonium ; persil ; romarin ; rose ; rosier cent-feuilles ; santal (bois) ; sapin de Douglas ;

sarriette des jardins ; sauge ; sauge à feuilles de lavande ; sauge sclarée ; thym ; tsuga

***Aura** (qui purifie, fortifie)* – myrte ; néroli ; rose ; styrax

(qui bouche les trous de l'aura) – iris

***Avenir** (qui ouvre des perspectives)* – gingembre

***Avion** (mal des transports aériens)* – angélique

B

***Bactéricide** (qui tue les bactéries)* – acore vrai ; ail ; aneth odorant ; aunée ; basilic ; bigarade ; bois de rose ; cajeput ; camomille [petite] ; camomille « du Maroc » ; camomille romaine ; camphrier (bois) ; camphrier (feuilles) ; cardamome ; cédratier ; citron ; copaïer ; coriandre douce ; costus ; cumin ; curcuma ; estragon ; eucalyptus citronné ; fenouil doux ; gingembre ; houblon ; hysope ; immortelle ; laurier noble ; lemongrass ; leptosperme ; limette ; linaloé ; litsée ; marjolaine ; melaleuque ; mélisse ; mélisse indienne ; menthe poivrée ; mousse de chêne ; nard indien ; néroli ; niaouli ; oignon ; orange douce ; orange sanguine ; origan ; palmarosa ; pamplemousse ; patchouli ; pin des marais ; pin sylvestre ; poivre ; ravensare aromatique ; rose ; rosier cent-feuilles ; santal (bois) ; sarriette des jardins ; sauge sclarée ; schinus molle ; styrax ; tagète ; thym ; valériane officinale ; verveine

Blennorragie – cèdre (de l'Atlantique, du Liban)

***Blessure** (physique ; vulnéraire)* – ail ; baume de Tolu ; baume du Pérou ; benjoin ; bergamote ; bois de rose ; camomille [petite] ; camomille « du Maroc » ; camomille romaine ; cardamome ; ciste ladanifère ; élémi ; eucalyptus ; eucalyptus citronné ; galbanum ; genévrier (baies et bois) ; giroflier ; hysope ; immortelle ; laurier noble ; lavande aspic ; lavande fine ; lavande officinale ; lavandin ; lentisque pistachier ; leptosperme ; linaloé ; marjolaine ; melaleuque ; millepertuis ; mousse de chêne ; myrrhe ; niaouli ; oliban ; patchouli ; pélargonium ; pin Cembrot ; romarin ; rose ; sapin baumier ; sauge ; serpolet ;

styrax ; vétiver
(morale ; qui guérit les blessures de l'âme) – iris ; rose

Blocage psychologique – ciste ladanifère ; giroflier ; iris ; nard indien

Bouche *(abcès de la muqueuse ; inflammations)* – cédratier ; citron ; giroflier ; limette ; melaleuque ; orange douce ; pélargonium ; violette
(hygiène buccale) – anis vert ; cardamome ; cédratier ; limette ; melaleuque ; patchouli
(infections stomacales) – cardamome ; cédratier ; eucalyptus ; giroflier ; limette ; melaleuque ; ortie ; patchouli ; pélargonium ; violette
(mauvaise haleine ; alliose) – bergamote ; cardamome ; giroflier ; lavande aspic ; lavande fine ; lavande officinale ; lavandin ; menthe poivrée : muscade (noix) ; myrrhe

Bouderies *(mauvaise humeur)* – ciste ladanifère

Boutons – mandarine

Bronches *(qui détend les bronches)* – acacia ; millepertuis
(qui ouvre les bronches) – cinnamome ; eucalyptus citronné ; houblon ; pin maritime ; sapin argenté ; sauge

Bronchite – aneth odorant ; angélique ; anis vert ; assafœtida ; aunée ; basilic ; baume de Tolu ; baume du Pérou ; bay ; benjoin ; bigarade ; cajeput ; camomille [petite] ; camphrier (bois) ; carvi ; cédratier ; cèdre (de l'Atlantique, du Liban) ; cinnamome ; citron ; copaïer ; costus ; cyprès ; élémi ; épicéa ; eucalyptus ; gaïac (bois) ; galbanum ; genévrier (baies et bois) ; genévrier de Virginie (cèdre du Texas) ; giroflier ; houblon ; hysope ; immortelle ; iris ; lavande aspic ; lavande fine ; lavande officinale ; lavandin ; lentisque pistachier ; limette ; marjolaine ; melaleuque ; mélèze ; mélisse ; menthe des champs ; menthe nanah ; menthe poivrée ; menthe verte ; mousse de chêne ; myrrhe ; myrte ; néroli ; niaouli ; oliban ; opoponax ; orange sanguine ; origan ; piment ; pin Cembrot ; pin des marais ; pin des montagnes ; pin Larichio ; pin maritime ; pin sylvestre ; ravensare aromatique ; romarin ; sapin argenté ; sapin baumier ; sapin de Douglas ; sapin de l'Himalaya ; sapin géant ;

sarriette des jardins ; sauge ; sauge sclarée ; serpolet ; styrax ; thym ; tsuga ; violette
(asthmatique) – iris ; rose
(chronique) – ail ; anis vert ; iris ; santal (bois)

Brûlures – camomille « du Maroc » ; camomille romaine ; eucalyptus ; giroflier ; immortelle ; lavande aspic ; lavande fine ; lavande officinale ; lavandin ; melaleuque ; millepertuis ; niaouli ; palmarosa ; patchouli ; pélargonium ; pin Cembrot ; sapin baumier ; thym

C

Cafards *(qui chasse les cafards)* – eucalyptus citronné

Cancer – ail ; estragon ; gui ; jasmin ; persil
(prévention) – angélique

Candida albicans *(champignon vaginal)* – leptosperme ; tagète

Cataracte – gingembre

Catarrhe/rhume – angélique ; baume de Tolu ; cajeput ; cédratier ; citron ; élémi ; eucalyptus ; genévrier de Virginie (cèdre du Texas) ; gingembre ; lavande aspic ; lavande fine ; lavande officinale ; lavandin ; lentisque pistachier ; limette ; melaleuque ; menthe des champs ; menthe verte ; myrrhe ; oliban ; pin des marais ; pin maritime ; pin sylvestre ; santal (bois) ; schinus molle ; serpolet ; styrax ; thym

Cauchemars – achillée millefeuille ; camomille « du Maroc » ; camomille romaine ; lavande aspic ; lavande fine ; lavande officinale ; lavandin ; linaloé ; mélisse ; sapin argenté ; vanille

Cellules *(qui répare les endommagements)* – coriandre douce ; menthe
(qui protège) – oliban ; origan ; romarin
(qui régénère ; qui renouvelle les cellules) – bois de rose ; camomille [petite] ; lavande aspic ; lavande fine ; lavande officinale ; lavandin ; néroli ; palmarosa ; patchouli ; ylang-ylang

Cellulite – achillée millefeuille ; bergamote ; bigarade ; bouleau blanc ; cédratier ; citron ; cumin ; cyprès ; fenouil doux ; genévrier (baies et bois) ;

limette ; orange douce ; orange sanguine ; origan ; pamplemousse ; pélargonium ; persil ; reine des prés ; romarin ; thym

Cerveau *(qui stimule le cerveau)* – assa-fœtida ; basilic ; muscade (noix)

Chagrin – mélisse ; rose

Champignons *(mycoses ; fongicide)* – ail ; angélique ; aunée ; bigarade ; camomille [petite] ; camomille « du Maroc » ; camomille romaine ; cannelle de Ceylan (feuilles et écorce) ; cardamome ; cèdre (de l'Atlantique, du Liban) ; coriandre douce ; eucalyptus citronné ; immortelle ; laurier noble ; lemongrass ; leptosperme ; litsée ; marjolaine ; melaleuque ; myrrhe ; nard indien ; néroli ; niaouli ; oignon ; orange douce ; orange sanguine ; patchouli ; pélargonium ; ravensare aromatique ; romarin ; sarriette des jardins ; sauge sclarée ; tagète
(de levure ; invasion) – lavande aspic ; lavande fine ; lavande officinale ; lavandin
(filiformes ; infections) – curcuma ; lavande aspic ; lavande fine ; lavande officinale ; lavandin ; lentisque pistachier ; menthe poivrée ; styrax

Cheveux *(chute des cheveux)* – bouleau blanc ; cajeput ; camomille [petite] ; cèdre (de l'Atlantique, du Liban) ; genévrier (baies et bois) ; laurier noble ; pin maritime ; sauge ; sauge à feuilles de lavande ; sauge sclarée
(cheveux gras) – genévrier de Virginie (cèdre du Texas)
(qui active la croissance des cheveux) – bay ; bouleau blanc ; camomille [petite] ; genévrier (baies et bois) ; romarin ; ylang-ylang
(soins des cheveux) – bay ; camomille « du Maroc » ; camomille romaine ; orange sanguine ; patchouli

Choc *(moral)* – camomille « du Maroc » ; camomille romaine ; ciste ladanifère ; coriandre douce ; lavande aspic ; lavande fine ; lavande officinale ; lavandin ; mélisse ; menthe des champs ; menthe verte ; mimosa ; néroli

Choléra – ajowan ; costus ; eucalyptus ; poivre ; valériane

Cholestérol *(qui abaisse le taux de lipides sanguins)* – ail ; oignon ; romarin

Cicatrices *(qui cicatrise)* – achillée millefeuille ; benjoin ; bois de rose ; camomille [petite] ; camomille « du Maroc » ; camomille romaine ; citron ; élémi ; eucalyptus ; galbanum ; genévrier (baies et bois) ; hysope ; immortelle ; jasmin ; lavande aspic ; lavande fine ; lavande officinale ; lavandin ; leptosperme ; mandarine ; melaleuque ; millepertuis ; néroli ; niaouli ; oliban ; palmarosa ; patchouli ; pin Cembrot ; pin maritime ; rose ; rosier cent-feuilles ; santal (bois) ; sapin baumier ; sarriette des jardins ; sauge sclarée ; thym
(cicatrices de l'âme) – néroli

Circulation sanguine *(qui stimule)* – acore vrai ; benjoin ; bigarade ; camphrier (bois) ; cannelier de Chine ; cannelle de Ceylan (feuilles et écorce) ; cinnamome ; fenouil doux ; genévrier de Virginie (cèdre du Texas) ; hysope ; mélisse ; muscade (noix) ; nard indien ; orange sanguine ; pin sylvestre ; poivre ; romarin ; thym ; vétiver ; violette
(problèmes) – acore vrai ; anis vert ; camomille « du Maroc » ; camomille romaine ; cinnamome ; gui ; immortelle ; menthe poivrée ; muscade (noix) ; nard indien ; serpolet ; verveine

Clarifiant *(propre et figuré)* – mélèze ; menthe nanah ; oliban ; sauge

Cœur *(fibrillation)* – cumin ; lavande aspic ; lavande fine ; lavande officinale ; lavandin
(fortifiant ; cordial) – angélique ; benjoin ; bigarade ; camphrier (bois) ; cannelier de Chine ; cannelle de Ceylan (feuilles et écorce) ; cinnamome ; cumin ; estragon ; eucalyptus ; genêt d'Espagne ; gui ; hysope ; lavande stoechade ; marjolaine ; mélisse ; mimosa ; muscade (noix) ; nard indien ; néroli ; orange douce ; orange sanguine ; pin sylvestre ; romarin ; sapin argenté ; tonka ; verveine
(insuffisance cardiaque) – camphrier (bois)
(oppression) – lavande aspic ; lavande fine ; lavande officinale ; lavandin ; sapin argenté
(palpitations ; tachycardie) –

acore vrai ; genêt d'Espagne ; jasmin ; menthe poivrée ; menthe verte ; oignon ; orange douce ; poivre ; rose ; rosier cent-feuilles ; serpolet ; valériane ; verveine citronnée ; ylang-ylang
(problèmes ; douleurs) – ail ; camomille romaine ; cannelle de Ceylan (feuilles et écorce) ; lavande fine ; lavande officinale ; lavande stoechade ; lavandin ; marjolaine ; néroli ; pin Cembrot ; poivre ; romarin ; sapin baumier ; verveine
(troubles du rythme) – litsée ; néroli ; romarin
(troubles nerveux) – camomille « du Maroc » ; estragon ; genêt d'Espagne ; houblon ; immortelle ; lavande aspic ; lavande fine ; lavande officinale ; lavandin ; magnolia (feuilles) ; mélisse ; nard indien ; néroli ; romarin ; rose ; valériane ; verveine citronnée ; ylang-ylang

Colère *(qui calme la colère)* – camomille « du Maroc » ; camomille romaine

Colérique *(homme coléreux)* – clémentine ; linaloé ; mandarine

Coliques – aneth odorant ; anis vert ; benjoin ; bergamote ; camomille « du Maroc » ; camomille romaine ; cardamome ; carotte sauvage ; carvi ; coriandre douce ; cumin ; fenouil doux ; gingembre ; giroflier ; hysope ; laurier noble ; mélisse ; menthe des champs ; menthe poivrée ; menthe verte ; nard indien ; origan ; persil ; poivre ; schinus molle ; tagète
(avec flatulences) – assa-fœtida
(biliaires) – cumin

Colite – cannelle de Ceylan (feuilles et écorce) ; estragon ; lemongrass

Collapsus *(tendance au collapsus)* – camphrier (bois)

Comédons – camphrier (bois)

Complexe d'infériorité – angélique ; bergamote ; bigarade ; bois de rose ; bouleau blanc ; cannelier de Chine ; cardamome ; carotte sauvage ; cèdre (de l'Atlantique, du Liban) ; cumin ; genêt d'Espagne ; jasmin ; laurier noble ; lentisque pistachier ; menthe poivrée ; mimosa ; orange sanguine ; pamplemousse ; patchouli ; pin sylvestre ; poivre ; romarin ; sapin argenté ; thym ; ylang-ylang

Compulsion – styrax

Concentration *(qui favorise la concentration)* – armoise ; basilic ; bergamote ; bigarade petit grain ; céleri ; citronnelle ; épicéa ; eucalyptus ; gaulthérie ; giroflier ; hysope ; laurier noble ; litsée ; mélisse indienne ; menthe des champs ; menthe nanah; menthe poivrée ; menthe verte; pin des montagnes ; muscade (noix) ; niaouli ; orange douce ; patchouli ; pin Larichio ; poivre ; ravensare aromatique ; reine des prés ; romarin ; sapin de Douglas ; sapin de l'Himalaya ; sapin géant ; tsuga ; tulsi ; verveine ; verveine citronnée

Confiance en soi *(sûreté ; conscience de soi)* – angélique ; bergamote ; bigarade ; bois de rose ; bouleau blanc ; cannelier de Chine ; cardamome ; carotte sauvage ; cèdre (de l'Atlantique, du Liban) ; cumin ; genêt d'Espagne ; jasmin ; laurier noble ; lentisque pistachier ; menthe poivrée ; mimosa ; orange sanguine ; pamplemousse ; patchouli ; pin sylvestre ; poivre ; romarin ; sapin argenté ; thym ; ylang-ylang

Conjonctifs [tissus] *(qui détoxique)* – sapin argenté *(qui fortifie)* – camphrier (feuilles) ; cédratier ; citron ; lemongrass ; limette ; pamplemousse ; verveine

Conjonctivite – rose

Conscience *(qui élargit le champ de la conscience)* – achillée millefeuille

Consolation *(qui console)* – cèdre (de l'Atlantique, du Liban) ; miel ; pélargonium

Consomption *(dépérissement progressif)* – carotte sauvage ; pamplemousse

Constipation – assa-fœtida ; bigarade ; fenouil doux ; lemongrass ; marjolaine ; orange douce ; orange sanguine ; poivre ; sapin argenté ; schinus molle ; verveine

Contagion *(prévention)* – angélique

Contusions – giroflier ; mélisse ; verveine citronnée

Convalescence *(rétablissement)* – mandarine

Coqueluche – assa-fœtida ; basilic ; benjoin ; cyprès ; épicéa ; eucalyptus citronné ; hysope ; immortelle ; lavande aspic ; lavande fine ; lavande officinale ; lavandin ; lentisque pistachier ; melaleuque ; myrte ; niaouli ; origan ; pin Cembrot ; pin maritime ; sapin baumier ; sauge sclarée ; tagète

Cor /œil de perdrix – ail

Coryza – cajeput ; camomille « du Maroc » ; camomille romaine ; cèdre (de l'Atlantique, du Liban) ; citronnelle ; menthe des champs ; menthe verte ; mousse de chêne ; myrte ; niaouli ; oliban ; pin sylvestre ; ravensare aromatique

Couperose *(éclatement des capillaires)* – pélargonium ; violette

Courage *(qui donne du courage)* – angélique ; bergamote ; bigarade ; cèdre (de l'Atlantique, du Liban) ; estragon ; fenouil doux ; mélèze ; orange sanguine ; pin Cembrot ; pin sylvestre ; poivre ; ravensare aromatique ; sapin argenté ; sapin baumier ; thym

Créativité *(qui stimule la créativité)* – cannelier de Chine ; cannelle de Ceylan (feuilles et écorce) ; cédratier ; citron ; citronnelle ; jacinthe ; limette ; magnolia (feuilles) ; pamplemousse ; verveine citronnée

Crise du milieu de vie *(troubles des hommes et des femmes lors du passage au troisième âge)* – sauge sclarée

Crises morales – acore vrai ; mandarine

Croup *(diphtérie)* – benjoin ; mélèze ; baume de Tolu

D

Dartres – melaleuque ; santal (bois)

Déceptions *(non assimilées)* – cananga ; rose ; ylang-ylang

Décongestionnant – eucalyptus ; menthe des champs ; menthe nanah ; menthe verte ; violette

Défenses *(qui fortifie les défenses)* – angélique ; bay ; bois de rose ; cèdre (de l'Atlantique, du Liban) ; épicéa ; estragon ; gui ; ledon du Groenland ; lemongrass ; leptosperme ; mandarine ; melaleuque ; menthe poivrée ; myrte ; niaouli ; pin des montagnes ; pin Larichio ; pin sylvestre ; sapin argenté ; sauge ; thym ; verveine

Dents *(maux de dents)* – cajeput ; camomille [petite] ;

camomille « du Maroc » ; camomille romaine ; cannelle de Ceylan (feuilles et écorce) ; cumin ; curcuma ; estragon ; giroflier ; hysope ; menthe des champs ; menthe poivrée ; myrrhe ; sauge sclarée ; serpolet
(percement des dents) – camomille [petite] ; camomille « du Maroc » ; camomille romaine ; marjolaine

Dépressions *(contre les dépressions)* ? ANTIDÉPRESSEUR
(d'origine circulatoire) – camphrier (bois)
(hivernale) – cédratier ; foin (essence)
(post-partum) – vétiver

Dépuratif *(nettoie le sang)* – ail ; angélique ; bouleau blanc ; carotte sauvage ; céleri ; citron ; coriandre douce ; cumin ; eucalyptus ; fenouil doux ; genévrier (baies et bois) ; immortelle ; iris ; livèche ; mélisse indienne ; mimosa ; ortie ; pamplemousse ; persil ; rose ; rosier cent-feuilles

Déséquilibre mental *(instabilité)* – basilic ; baume du Pérou ; camomille « du Maroc » ; camomille romaine ; cannelle de Ceylan (feuilles et écorce) ; carvi ; cumin ; linaloé ; nard indien ; sauge sclarée

Désespoir – myrte ; néroli

Désinfectant – ajowan ; armoise ; bouleau blanc ; camphrier (bois) ; cardamome ; cédratier ; cèdre (de l'Atlantique, du Liban) ; citronnelle ; copaïer ; épicéa ; eucalyptus citronné ; gaïac (bois) ; genévrier (baies et bois) ; laurier noble ; limette ; marjolaine ; melaleuque ; millepertuis ; myrrhe ; orange douce ; pin sylvestre ; ravensare aromatique ; santal (bois) ; serpolet ; thym

Désodorisant – benjoin ; bergamote ; bigarade petit grain ; bois de rose ; cannelier de Chine ; cardamome ; citronnelle ; cyprès ; eucalyptus ; eucalyptus citronné ; laurier noble ; lavande aspic ; lavande fine ; lavande officinale ; lavandin ; lemongrass ; linaloé ; litsée ; myrte ; nard indien ; patchouli ; pin sylvestre ; sapin argenté ; sapin de l'Himalaya ; sauge à feuilles de lavande ; sauge sclarée

Désolation – bigarade ; cardamome ; jasmin ; mélèze ; menthe poivrée ; myrrhe ;

orange sanguine ; pin sylvestre ; poivre

Détoxiquant – ail ; bergamote ; bigarade ; céleri ; citron ; coriandre douce ; cumin ; fenouil doux ; genévrier (baies et bois) ; lavande aspic ; lavande fine ; lavande officinale ; lavandin ; ledon du Groenland ; lemongrass ; menthe poivrée ; orange douce ; orange sanguine ; ortie ; pamplemousse ; patchouli ; poivre ; reine des prés ; santoline ; thym ; verveine ; verveine citronnée

Deuil *(également « faire son deuil »)* – benjoin ; ciste ladanifère ; genêt d'Espagne ; iris ; mandarine ; mélisse ; rose

Diabète – eucalyptus ; giroflier ; immortelle ; néroli ; palmarosa ; pélargonium ; sarriette des jardins

Diarrhée – cajeput ; camomille [petite] ; camphrier (bois) ; cannelier de Chine ; cannelle de Ceylan (feuilles et écorce) ; coriandre douce ; cumin ; eucalyptus ; fenouil doux ; gingembre ; giroflier ; iris ; lemongrass ; lentisque pistachier ; mimosa ; muscade (noix) ; myrte ; opoponax ; ortie ; pélargonium ; poivre ; reine des prés ; romarin ; santal (bois) ; sarriette des jardins ; schinus molle ; styrax ; thym ; valériane
(sujet à la diarrhée) ? ANTIDIARRHÉIQUE

Digestion *(qui stimule la digestion)* – achillée millefeuille ; ajowan ; aneth odorant ; angélique ; anis vert ; armoise ; assa-fœtida ; bergamote ; bigarade ; bigarade petit grain ; camomille [petite] ; camomille « du Maroc » ; camomille romaine ; cannelle de Ceylan (feuilles et écorce) ; cardamome ; carotte sauvage ; carvi ; céleri ; citron ; coriandre douce ; costus ; cumin ; curcuma ; estragon ; galbanum ; gingembre ; giroflier ; hysope ; laurier noble ; lavande fine ; lavande officinale ; lavandin ; lemongrass ; limette ; litsée ; livèche ; mandarine ; marjolaine ; menthe des champs ; menthe nanah ; menthe verte ; muscade (noix) ; néroli ; nigelle ; oignon ; oliban ; orange douce ; orange sanguine ; ortie ; palmarosa ; patchouli ; persil ; poivre ; romarin ; sarriette des jardins ; sauge ; sauge à feuilles de lavande ; sauge sclarée ;

tanaisie ; tulsi ; verveine ; verveine citronnée
(troubles digestifs) – acore vrai ; aneth odorant ; aunée ; bigarade ; bigarade petit grain ; camomille « du Maroc » ; camomille romaine ; cannelle de Ceylan (feuilles et écorce) ; carvi ; cédratier ; coriandre douce ; costus ; cumin ; curcuma ; fenouil doux ; giroflier ; hysope ; lavande aspic ; lavande fine ; lavande officinale ; lavandin ; mandarine ; menthe des champs ; menthe poivrée ; menthe verte ; myrrhe ; orange douce ; romarin ; sarriette des jardins ; thym
(troubles digestifs d'origine nerveuse) – houblon ; valériane

***Dos** (tensions)* – genévrier (baies et bois) ; laurier noble ; pin sylvestre

***Douleurs** (de l'enfantement)* – giroflier ; sauge sclarée
(qui accélère l'accouchement) – cannelle de Ceylan (feuilles et écorce) ; giroflier ; jasmin ; persil ; verveine

Drainant – bigarade ; bouleau blanc ; carotte sauvage ; céleri ; cyprès ; fenouil doux ; genévrier (baies et bois) ; lemongrass ; livèche ; orange douce ; orange sanguine ; pin maritime ; reine des prés ; rose ; thym

Drogues/toxicomanies – vétiver

Durillons/callosités – tagète

Dysenterie – muscade (noix) ; palmarosa ; poivre ; reine des prés ; styrax
(dysenterie amibienne) – cannelle de Ceylan (feuilles et écorce)
(dysenterie bactérienne) – ail ; houblon

***Dysharmonie** (déséquilibre)* – anis vert

E

***Eau** (accumulation d'eau ; drainage)* – bigarade ; bouleau blanc ; carotte sauvage ; céleri ; cyprès ; fenouil doux ; genévrier (baies et bois) ; lemongrass ; livèche ; orange douce ; pin maritime ; reine des prés ; rose ; thym

Eczéma – achillée millefeuille ; baume de Tolu ; baume du Pérou ; benjoin ; camomille [petite] ; camomille « du Maroc » ; camomille romaine ; carotte sauvage ; cèdre (de l'Atlantique, du Liban) ; ciste ladanifère ; genévrier (baies et bois) ; genévrier de Virginie (cèdre du Texas) ; hysope ; immortelle ; jasmin ; lavande aspic ; lavande fine ; lavande officinale ; lavandin ; marjolaine ; melaleuque ; myrrhe ; oliban ; origan ; ortie ; patchouli ; pélargonium ; romarin ; rose ; sauge ; styrax ; thym ; verveine citronnée ; violette

Égoïsme *(qui combat l'égoïsme)* – santal (bois)

Embonpoint *(obésité)* – cédratier ; citron ; fenouil doux ; genévrier (baies et bois) ; limette ; oignon ; orange douce ; reine des prés

Émotions *(relaxant émotionnel)* – cacao (extrait) ; camomille « du Maroc » ; camomille romaine ; camphrier (bois) ; cannelier de Chine ; carotte sauvage ; ciste ladanifère ; marjolaine ; opoponax ; valériane ; ylang-ylang
(troubles émotionnels) – styrax

Endurance *(qui renforce l'endurance)* – angélique ; mélisse ; pin Cembrot ; pin des montagnes ; pin Larichio ; sapin baumier ; sapin géant

Endurcissement *(moral)* – cannelier de Chine ; galbanum

Énergisant *(physique)* – achillée millefeuille ; aunée ; bergamote ; bigarade petit grain ; bois de rose ; bouleau blanc ; bucco ; cajeput ; carotte sauvage ; cédratier ; cèdre (de l'Atlantique, du Liban) ; citron ; copaïer ; costus ; cyprès ; élémi ; épicéa ; fenouil doux ; galbanum ; genévrier (baies et bois) ; gingembre ; jasmin ; lavande fine ; lavande officinale ; lavandin ; lemongrass ; limette ; litsée ; mandarine ; marjolaine ; melaleuque ; muscade (noix) ; nard indien ; oliban ; ortie ; pamplemousse ; piment ; pin maritime ; santal (bois) ; sapin argenté ; sapin baumier ; sapin de Douglas ; sapin de l'Himalaya ; sapin géant ; sauge ; sauge sclarée ; tanaisie ; tsuga ; vétiver
(moral) – camphrier (bois) ; cannelle de Ceylan (feuilles et écorce) ; carotte sauvage ; copaïer ; coriandre douce ; estragon ; gaulthérie ; genévrier (baies et bois) ; gingembre ; laurier noble ; lavande stoechade ; melaleuque ; mélisse ; myrrhe ; myrte ; niaouli ; nigelle ; œillet

de jardin ; oliban ; origan ; patchouli ; pin Cembrot ; pin des montagnes ; pin Larichio ; pin sylvestre ; sapin argenté ; sapin baumier ; sapin de l'Himalaya ; sauge ; thym ; tulsi

Engelures – camomille [petite] ; camomille « du Maroc » ; camomille romaine ; marjolaine ; schinus molle

Enracinement – agar (bois) ; angélique ; bouleau blanc ; immortelle ; laurier noble ; patchouli ; pin Cembrot ; pin des montagnes ; pin Larichio ; sapin baumier ; vétiver

Enrouement – benjoin ; camomille « du Maroc » ; camomille romaine ; gingembre ; immortelle ; jasmin ; myrrhe ; myrte

Entendement *(qui fortifie l'entendement)* – benjoin

Entérite – cajeput

Entorse, foulure, luxation – camomille « du Maroc » ; camomille romaine ; camphrier (bois) ; eucalyptus ; gingembre ; giroflier ; immortelle ; jasmin ; laurier noble ; lavande aspic ; marjolaine ; poivre ; schinus molle ; thym ; vétiver

Entrain *(qui combat le manque d'entrain)* – bay ; bouleau blanc ; cardamome ; cédratier ; céleri ; citron ; coriandre douce ; jasmin ; limette ; myrrhe ; niaouli ; pamplemousse ; pin Cembrot ; romarin ; sapin baumier ; verveine

Épaules *(contractées)* – pin des montagnes

Épilepsie – armoise ; lavande aspic ; lavande fine ; lavande officinale ; lavandin ; nard indien ; pin maritime ; valériane

Épuisement *(physique)* – menthe des champs ; menthe verte ; sapin argenté *(nerveux, mental, psychologique)* – acacia ; armoise ; assa-fœtida ; basilic ; bay ; bigarade petit grain ; cajeput ; cannelle de Ceylan (feuilles et écorce) ; citronnelle ; coriandre douce ; cumin ; gingembre ; hysope ; lemongrass ; menthe des champs ; menthe poivrée ; menthe verte ; néroli ; palmarosa ; pélargonium ; piment ; pin sylvestre ; sapin argenté ; sauge à feuilles de lavande ; violette

Équilibrant – assa-fœtida ; bay ; cacao (extrait) ; ciste ladanifère ; foin (essence) ;

frangipanier ; lavande stoechade ; magnolia (fleurs) ; michelia ; myrrhe ; myrte ; opoponax ; osmanthus ; pélargonium ; rhododendron ; rosier cent-feuilles ; sauge ; sauge à feuilles de lavande ; schinus molle ; styrax ; tagète ; tulsi ; verveine citronnée ; violette

***Équilibre intérieur** (qui améliore)* – camomille « du Maroc » ; camomille romaine ; carvi ; épicéa ; verveine citronnée

***Érotisation** (qui stimule sensuellement)* – acacia ; agar (bois) ; ambrette ; assa-fœtida ; cannelier de Chine ; cannelle de Ceylan (feuilles et écorce) ; cédratier ; céleri ; ciste ladanifère ; citron ; coriandre douce ; cumin ; jasmin (pour les femmes) ; limette ; mousse de chêne ; narcisse ; néroli ; patchouli ; rose ; santal (bois) ; styrax ; tonka ; ylang-ylang

Eruptions cutanées – achillée millefeuille ; baume de Tolu ; baume du Pérou ; camomille « du Maroc » ; camomille romaine ; carotte sauvage ; cèdre (de l'Atlantique, du Liban) ; houblon ; leptosperme ; melaleuque

***Espace** (qui donne la sensation d'espace)* – eucalyptus

***Espérance** (qui apporte l'espérance)* – bigarade ; cardamome ; cèdre (de l'Atlantique, du Liban) ; cyprès ; jasmin ; mélèze ; menthe poivrée ; myrrhe ; orange sanguine ; pin sylvestre ; poivre

***Estomac** (embarras gastrique)* – achillée millefeuille ; acore vrai ; ail ; aneth odorant ; angélique ; bergamote ; carotte sauvage ; cédratier ; céleri ; citron ; costus ; cumin ; estragon ; galbanum ; genévrier (baies et bois) ; hysope ; laurier noble ; lemongrass ; limette ; litsée ; livèche ; mandarine ; mélisse ; muscade (noix) ; niaouli ; pélargonium ; persil ; piment ; sapin argenté ; serpolet ; styrax ; verveine ; verveine citronné
(excès d'acidité) – houblon
(faiblesse gastrique) – angélique ; coriandre douce ; persil ; sarriette des jardins ; vervein
(faiblesse nerveuse) – nard indien
(fortifiant) – achillée millefeuille ; acore vrai ; ail ;

ambrette ; aneth odorant ; angélique ; anis vert ; armoise ; aunée ; bergamote ; bigarade ; bigarade petit grain ; camomille [petite] ; camomille « du Maroc » ; camomille romaine ; cannelle de Ceylan (feuilles et écorce) ; cardamome ; carvi ; cédratier ; céleri ; citronnelle ; coriandre douce ; costus ; cumin ; élémi ; estragon ; fenouil doux ; genévrier (baies) ; gingembre ; giroflier ; laurier noble ; limette ; litsée ; livèche ; marjolaine ; mélisse ; menthe bergamote ; menthe des champs ; menthe nanah ; menthe poivrée ; menthe verte ; nard indien ; oignon ; orange douce ; orange sanguine ; origan ; patchouli ; persil ; poivre ; romarin ; rose ; rosier cent-feuilles ; sarriette des jardins ; sauge ; sauge sclarée ; schinus molle ; tagète ; valériane ; verveine ; verveine citronnée
(gastrite) – houblon
(harmonisation) – styrax
(qui stimule la sécrétion de suc gastrique) – angélique ; muscade (noix)
(spasmes ; crampes d'estomac) – anis vert ; cajeput ; carvi ; coriandre douce ; cumin ; estragon ; lavande fine ; lavande officinale ; lavandin ; pin sylvestre ; sarriette des jardins ; sauge sclarée ; valériane
(troubles gastriques) – armoise ; basilic ; camomille « du Maroc » ; camomille romaine ; cannelier de Chine ; estragon ; giroflier ; immortelle ; marjolaine ; menthe bergamote ; néroli
(ulcère) – angélique ; gingembre

État général affaibli – armoise

Euphorisant – acacia ; benjoin ; cédratier ; citron ; clémentine ; laurier noble ; limette mandarine ; magnolia (feuilles et fleurs) ; mélèze ; michelia ; mimosa ; orange douce ; pamplemousse ; piment ; santal (bois) ; sauge sclarée ; tonka ; vétiver ; ylang-ylang

Expectorant – anis vert ; gaïac (bois) ; gingembre ; myrte ; origan ; pin Cembrot ; santal (bois) ; sapin baumier ; serpolet ; styrax ; thym

F

Facultés mentales *(qui fortifie les facultés mentales)* – benjoin ; bergamote

***Faiblesse** (physique)* – achillée millefeuille ; angélique ; aunée ; bergamote ; bigarade petit grain ; bois de rose ; bouleau blanc ; bucco ; cajeput ; carotte sauvage ; carvi ; cédratier ; cèdre (de l'Atlantique, du Liban) ; citron ; copaïer ; costus ; cyprès ; élémi ; épicéa ; fenouil doux ; galbanum ; genévrier (baies et bois) ; gingembre ; immortelle ; jasmin ; lavande fine ; lavande officinale ; lavandin ; lemongrass ; limette ; litsée ; mandarine ; marjolaine ; melaleuque ; muscade (noix) ; nard indien ; oliban ; ortie ; pamplemousse ; piment ; pin maritime ; santal (bois) ; sapin argenté ; sapin baumier ; sapin de Douglas ; sapin de l'Himalaya ; sapin géant ; sauge ; sauge sclarée ; tanaisie ; tsuga ; verveine ; vétiver
(mentale) – camphrier (bois) ; cannelle de Ceylan (feuilles et écorce) ; carotte sauvage ; copaïer ; coriandre douce ; estragon ; gaulthérie ; genévrier (baies et bois) ; gingembre ; laurier noble ; lavande stoechade ; melaleuque ; mélisse ; myrrhe ; myrte ; niaouli ; nigelle ; œillet de jardin ; oliban ; origan ; patchouli ; pin Cembrot ; pin des montagnes ; pin Larichio ; pin sylvestre ; sapin argenté ; sapin baumier ; sapin de l'Himalaya ; sauge ; thym ; tulsi

***Faim** (qui modère la faim)* – fenouil doux

Fatigue – anis vert ; armoise ; cédratier ; menthe verte ; reine des prés
(mentale) – cajeput ; céleri ; citron ; citronnelle ; coriandre douce ; gaulthérie ; gingembre ; ledon du Groenland ; limette ; mélisse indienne ; menthe bergamote ; menthe des champs ; menthe verte ; michelia ; muscade (noix) ; myrrhe ; ortie ; pamplemousse ; poivre ; sauge sclarée

***Fiabilité** (qui confère de la fiabilité)* – bigarade ; cardamome ; cèdre (de l'Atlantique, du Liban) ; cyprès ; jasmin ; mélèze ; menthe poivrée ; myrrhe ; orange sanguine ; pin sylvestre ; poivre

***Fièvre** (contre la fièvre ; fébrifuge)* – achillée millefeuille ; acore vrai ; ail ; armoise ; bergamote ; bois de rose ; bouleau blanc ; cajeput ; camomille [petite] ; camomille « du Maroc » ; camomille romaine ;

camphrier (bois) ; cardamome ; cédratier ; citron ; citronnelle ; costus ; eucalyptus ; eucalyptus citronné ; gaïac (bois) ; gingembre ; giroflier ; hysope ; laurier noble ; lavande aspic ; lavande fine ; lavande officinale ; lavandin ; lemongrass ; limette ; livèche ; mélisse ; menthe bergamote ; menthe des champs ; menthe nanah; menthe poivrée ; menthe verte ; nard indien ; niaouli ; orange douce ; origan ; palmarosa ; patchouli ; persil ; poivre ; rose ; sapin argenté ; sapin de l'Himalaya ; sapin géant ; sauge ; sauge à feuilles de lavande ; sauge sclarée ; tanaisie ; valériane ; verveine ; verveine citronnée
(avec frissons) – bigarade ; camphrier (bois) ; cannelle de Ceylan (feuilles et écorce) ; copaïer ; gingembre ; laurier noble ; litsée ; orange sanguine ; pamplemousse ; piment ; schinus molle ; thym
(éruptive) – lavande aspic ; lavande fine ; lavande officinale ; lavandin
(pernicieuse ; tropicale) – cannelle de Ceylan (feuilles et écorce)

***Flatulences** (qui réduit les flatulences ; carminatif)* – achillée millefeuille ; ail ; ajowan ; ambrette ; aneth odorant ; angélique ; anis vert ; armoise ; assa-fœtida ; basilic ; benjoin ; bergamote ; bigarade ; bigarade petit grain ; bucco ; cajeput ; camomille [petite] ; camomille « du Maroc » ; camomille romaine ; cannelier de Chine ; cannelle de Ceylan (feuilles et écorce) ; cardamome ; carotte sauvage ; carvi ; cédratier ; céleri ; citron ; coriandre douce ; costus ; cumin ; estragon ; fenouil doux ; galbanum ; gaulthérie ; genévrier (baies et bois) ; gingembre ; giroflier ; houblon ; hysope ; jasmin ; laurier noble ; lavande aspic ; lavande fine ; lavande officinale ; lavandin ; lemongrass ; limette ; livèche ; mandarine ; marjolaine ; mélisse ; mélisse indienne ; menthe des champs ; menthe nanah ; menthe poivrée ; menthe verte ; muscade (noix) ; myrrhe ; néroli ; nigelle ; oignon ; oliban ; opoponax ; orange douce ; orange sanguine ; origan ; patchouli ; persil ; piment ; poivre ; romarin ; santal (bois) ; sapin argenté ;

sarriette des jardins ; sauge à feuilles de lavande ; sauge sclarée ; schinus molle ; tanaisie ; thym ; tulsi ; valériane ; verveine citronnée

Flexibilité – laurier noble

Foie ***(stimulant, fortifiant)*** – camomille [petite] ; camomille « du Maroc » ; camomille romaine ; carotte sauvage ; céleri ; curcuma ; cyprès ; galbanum ; genévrier (baies et bois) ; immortelle ; ledon du Groenland ; marjolaine ; menthe des champs ; menthe nanah; menthe poivrée; menthe verte ; pélargonium ; romarin ; rose ; rosier cent-feuilles ; sauge ; sauge à feuilles de lavande ; verveine ; verveine citronnée
(douleurs/troubles ; hépatite) – armoise ; basilic ; camomille [petite] ; camomille « du Maroc » ; camomille romaine ; carotte sauvage ; carvi ; céleri ; citron ; cumin ; fenouil doux ; houblon ; immortelle ; jasmin ; laurier noble ; ledon du Groenland ; limette ; litsée ; marjolaine ; menthe des champs ; menthe nanah ; menthe verte ; mimosa ; muscade (noix) ; néroli ; pélargonium ; persil ; romarin ; rose ; rosier cent-feuilles ; serpolet ; verveine ; verveine citronnée ; vétiver
(hépatite virale) – laurier noble ; litsée
(cirrhose/insuffisance, faiblesse fonctionnelle; régénération) – jasmin ; ledon du Groenland ; persil

Fortifiant ***(physique)*** – achillée millefeuille ; aunée ; bergamote ; bigarade petit grain ; bois de rose ; bouleau blanc ; bucco ; cajeput ; carotte sauvage ; cédratier ; cèdre (de l'Atlantique, du Liban) ; citron ; copaïer ; costus ; cyprès ; élémi ; épicéa ; fenouil doux ; galbanum ; genévrier (baies et bois) ; gingembre ; jasmin ; lavande fine ; lavande officinale ; lavandin ; lemongrass ; limette ; litsée ; mandarine ; marjolaine ; melaleuque ; muscade (noix) ; nard indien ; oliban ; ortie ; pamplemousse ; piment ; pin maritime ; santal (bois) ; sapin argenté ; sapin baumier ; sapin de Douglas ; sapin de l'Himalaya ; sapin géant ; sauge ; sauge sclarée ; tanaisie ; tsuga ; vétiver
(moral) – camphrier (bois) ; cannelle de Ceylan (feuilles et écorce) ; carotte sauvage ; co-

païer ; coriandre douce ; estragon ; gaulthérie ; genévrier (baies et bois) ; gingembre ; laurier noble ; lavande stoechade ; melaleuque ; mélisse ; myrrhe ; myrte ; niaouli ; nigelle ; œillet de jardin ; oliban ; origan ; patchouli ; pin Cembrot ; pin des montagnes ; pin Larichio ; pin sylvestre ; sapin argenté ; sapin baumier ; sapin de l'Himalaya ; sauge ; thym ; tulsi

***Fractures** (traitement a posteriori)* – élémi

***Frigidité** (insensibilité sexuelle)* – acacia ; ambrette ; anis vert ; bois de rose ; cannelle de Ceylan (feuilles et écorce) ; ciste ladanifère ; coriandre douce ; jasmin ; muscade (noix) ; patchouli ; rose ; rosier cent-feuilles ; santal (bois) ; sarriette des jardins ; sauge sclarée ; tubéreuse ; ylang-ylang

***Froideur** (émotionnelle)* – bay ; camphrier (bois) ; mimosa ; poivre ; ylang-ylang

Frustration – citronnelle ; vanille

Furoncles – ail ; camomille [petite] ; camomille « du Maroc » ; camomille romaine ; cédratier ; citron ; galbanum ; genévrier (baies et bois) ; immortelle ; lavande aspic ; lavande fine ; lavande officinale ; lavandin ; lentisque pistachier ; limette ; niaouli ; sauge sclarée ; serpolet ; thym

G

Gale – baume de Tolu ; bergamote ; cannelier de Chine ; cannelle de Ceylan (feuilles et écorce) ; giroflier ; lavande aspic ; lavande fine ; lavande officinale ; lavandin ; lentisque pistachier ; menthe poivrée ; pin sylvestre ; styrax ; thym

***Ganglions** (angine monocytaire)* – myrrhe

***Gencives** (gingivite ; pus)* – camomille [petite] ; cyprès ; fenouil doux ; leptosperme ; myrrhe ; opoponax ; orange douce ; ortie ; pélargonium ; styrax
(saignements des gencives) – camomille [petite] ; myrrhe

***Génitales [parties]**(infections)* – palmarosa

***Germes** (qui tue les germes, germicide)* – aneth odorant ; cajeput ; camomille [petite] ;

jasmin ; lavande stoechade ; oignon ; origan ; pin des montagnes ; pin Larichio ; ravensare aromatique ; romarin ; styrax

Glandes *(problèmes glandulaires ; qui fortifie les glandes)* – carotte sauvage ; céleri ; ortie

Glycémie *(hypoglycémiant)* – ail ; eucalyptus ; ortie ; sarriette des jardins

Gorge *(inflammation, douleurs, voix rauque)* – bergamote ; cajeput ; cardamome ; cédratier ; citron ; eucalyptus ; eucalyptus citronné ; gingembre ; hysope ; lavande aspic ; lavande fine ; lavande officinale ; lavandin ; limette ; marjolaine ; myrte ; pin Cembrot ; pin maritime ; pin sylvestre ; santal (bois) ; sapin baumier ; sauge sclarée ; serpolet ; thym

Goutte – achillée millefeuille ; ail ; benjoin ; bouleau blanc ; cajeput ; carotte sauvage ; coriandre douce ; épicéa ; gaïac (bois) ; gaulthérie ; genévrier (baies et bois) ; gui ; laurier noble ; lentisque pistachier ; livèche ; marjolaine ; muscade (noix) ; oignon ; oliban ; ortie ; pin des montagnes ; pin Larichio ; pin sylvestre ; reine des prés ; sapin de Douglas ; tsuga

Grippe *(infections grippales)* – achillée millefeuille ; angélique ; bay ; bergamote ; cajeput ; camphrier (bois) ; cannelle de Ceylan (feuilles et écorce) ; cédratier ; citron ; citronnelle ; coriandre douce ; cyprès ; épicéa ; estragon ; eucalyptus ; gaïac (bois) ; genévrier (baies et bois) ; gingembre ; hysope ; laurier noble ; lavande aspic ; lavande fine ; lavande officinale ; lavandin ; leptosperme ; limette ; menthe des champs ; menthe poivrée ; menthe verte ; muscade (noix) ; niaouli ; oignon ; oliban ; origan ; pamplemousse ; pin sylvestre ; poivre ; ravensare aromatique ; romarin ; sapin argenté ; sapin de Douglas ; sapin de l'Himalaya ; sapin géant ; sauge à feuilles de lavande ; sauge sclarée ; schinus molle ; serpolet ; thym ; tsuga ; verveine

Guêpe *(piqûres)* – cannelle de Ceylan (feuilles et écorce)

H

Hallucinations – valériane

Harmonie *(qui harmonise)* – acacia ; aneth odorant ; benjoin ; bigarade ; bigarade petit grain ; camphrier (feuilles) ; cananga ; cèdre (de l'Atlantique, du Liban) ; épicéa ; eucalyptus ; eucalyptus citronné ; genévrier de Virginie (cèdre du Texas) ; giroflier ; laurier noble ; marjolaine ; mélisse ; mélisse indienne ; millepertuis ; myrte ; orange douce ; osmanthus ; pélargonium ; sapin de Douglas ; tsuga ; vanille ; verveine citronnée

Hématogène *(en cas d'anémie)* – acore vrai ; ail ; angélique ; armoise ; camomille [petite] ; camomille « du Maroc » ; camomille romaine ; cannelier de Chine ; carotte sauvage ; cédratier ; citron ; jacinthe ; lavande fine ; lavande officinale ; lavandin ; limette ; livèche ; poivre ; romarin ; schinus molle ; thym ; vétiver

Hématomes *(« bleus »)* – fenouil doux ; hysope ; millepertuis *(épanchements sanguins)* – ciste ladanifère ; hysope ; immortelle ; ledon du Groenland ; lemongrass ; marjolaine ; mélisse ; millepertuis ; verveine citronnée

Hémorroïdes – achillée millefeuille ; baume de Tolu ; baume du Pérou ; camomille [petite] ; copaïer ; coriandre douce ; cyprès ; genévrier (baies et bois) ; gingembre ; muscade (noix) ; myrrhe ; myrte ; palmarosa ; patchouli ; persil ; pin Cembrot ; sapin baumier

Hémostatique – achillée millefeuille ; benjoin ; cannelier de Chine ; cannelle de Ceylan (feuilles et écorce) ; citron ; cyprès ; genêt d'Espagne ; myrrhe ; oliban ; ortie ; pélargonium ; pin maritime ; rose ; rosier cent-feuilles ; sauge à feuilles de lavande

Hépatite – santoline

Herpès – bergamote ; cardamome ; cédratier ; cèdre (de l'Atlantique, du Liban) ; citron ; eucalyptus ; eucalyptus citronné ; lavande aspic ; lavande fine ; lavande officinale ; lavandin ; limette ; melaleuque ; mélisse ; menthe poivrée ; niaouli ; palmarosa ;

ravensare aromatique ; rose ; rosier cent-feuilles

Hoquet – aneth odorant ; anis vert ; carvi ; estragon ; fenouil doux ; mandarine ; mélisse ; menthe verte ; santal (bois)

Hormones *(qui régule les fluctuations hormonales)* – ciste ladanifère ; jasmin ; leptosperme

Humeur *(qui stimule l'humeur)* – bergamote ; cacao (extrait) ; épicéa ; frangipanier ; magnolia (feuilles et fleurs) ; mandarine ; michelia ; narcisse ; osmanthus ; pamplemousse ; rosier cent-feuilles ; santal (bois) ; sapin de Douglas ; sauge à feuilles de lavande ; tsuga ; tulsi ; vanille
(sautes d'humeur, nervosité) – bigarade petit grain ; copaïer ; linaloé ; myrte ; pamplemousse ; valériane
(qui stimule la cordialité) – jacinthe
(contre la surexcitation) – jacinthe

Humidité *(qui humidifie)* – mimosa ; ylang-ylang

Hyperacidité – reine des prés

Hyperactivité *(chez les enfants)* – camomille « du Maroc » ; camomille romaine ; lentisque pistachier ; mandarine ; sauge sclarée

Hypersensibilité – mimosa

Hypertension *(qui abaisse la tension)* – achillée millefeuille ; acore vrai ; ail ; aneth odorant ; assa-fœtida ; aunée ; baume du Pérou ; bigarade ; cananga ; cédratier ; citron ; costus ; galbanum ; gaulthérie ; gui ; houblon ; laurier noble ; lavande aspic ; lavande fine ; lavande officinale ; lavandin ; lentisque pistachier ; limette ; litsée ; marjolaine ; nard indien ; oignon ; orange douce ; orange sanguine ; palmarosa ; persil ; sauge à feuilles de lavande ; sauge sclarée ; valériane ; ylang-ylang

Hyperventilation *(concept global désignant la plupart des respirations incontrôlées et trop rapides)* – ylang-ylang

Hypophyse *(qui stimule)* – ylang-ylang

Hypotension *(qui élève la tension)* – acore vrai ; bay ; camphrier (bois) ; genévrier (baies et bois) ; mélisse ; muscade (noix) ; pin sylvestre ; romarin ; sauge ; serpolet

Hystérie – aneth odorant ; assa-fœtida ; basilic ; camomille « du Maroc » ; camomille romaine ; galbanum ; houblon ; hysope ;

laurier noble ; lavande aspic ; lavande fine ; lavande officinale ; lavandin ; marjolaine ; millepertuis ; néroli ; reine des prés ; rose ; sauge sclarée ; styrax

I-J

Imagination *(qui stimule l'imagination)* – agar (bois) ; cannelier de Chine ; cédratier ; citron ; limette ; narcisse ; santal (bois) ; tubéreuse

Immobilisme *(psychique)* – eucalyptus ; eucalyptus citronné

Immunitaire [système] *(qui fortifie, stimule le système immunitaire)* – angélique ; bay ; bois de rose ; cèdre (de l'Atlantique, du Liban) ; estragon ; fenouil doux ; gui ; ledon du Groenland ; lemongrass ; leptosperme ; mandarine ; melaleuque ; menthe poivrée ; myrte ; niaouli ; pin des montagnes ; pin Larichio ; pin sylvestre ; sapin argenté ; sauge ; thym ; verveine

Impétigo – palmarosa ; patchouli

Impuissance – ambrette ; anis vert ; cananga ; cannelle de Ceylan (feuilles et écorce) ; ciste ladanifère ; coriandre douce ; gingembre ; jasmin ; muscade (noix) ; romarin ; rose ; rosier cent-feuilles ; santal (bois) ; sarriette des jardins ; sauge sclarée ; ylang-ylang

Indécision – angélique

Indifférence – jasmin ; piment

Indolence *(paresse)* – eucalyptus ; eucalyptus citronné

Infections *(qui lutte contre les maladies infectieuses)* – angélique ; bois de rose ; camphrier (bois) ; cannelle de Ceylan (feuilles et écorce) ; cardamome ; cédratier ; citron ; épicéa ; eucalyptus ; eucalyptus citronné ; genévrier (baies et bois) ; lemongrass ; limette ; melaleuque ; mélisse indienne ; muscade (noix) ; origan ; poivre ; sapin de Douglas ; schinus molle ; thym ; tsuga ; ylang-ylang

Inflammation *(anti-inflammatoire)* – achillée millefeuille ; armoise ; aunée ; baume du Pérou ; benjoin ; bigarade ; bouleau blanc ; camomille [petite] ; camomille « du Maroc » ; camphrier (bois) ;

ciste ladanifère ; citronnelle ; copaïer ; curcuma ; élémi ; épicéa ; fenouil doux ; gaïac (bois) ; galbanum ; gaulthérie ; gingembre ; immortelle ; iris ; jasmin ; lavande aspic ; lavande fine ; lavande officinale ; lavandin ; ledon du Groenland ; leptosperme ; linaloé ; marjolaine ; melaleuque ; mélèze ; menthe poivrée ; millepertuis ; mimosa ; myrrhe ; myrte ; nard indien ; niaouli ; oignon ; oliban ; orange douce ; orange sanguine ; origan ; palmarosa ; patchouli ; pélargonium ; pin des montagnes ; pin Larichio ; reine des prés ; rose ; rosier cent-feuilles ; santal (bois) ; sauge ; sauge à feuilles de lavande ; sauge sclarée ; serpolet ; styrax ; tanaisie ; verveine ; violette ; ylang-ylang

Initiative *(esprit d'entreprise)* – thym

Inquiétude – camomille « du Maroc » ; camomille romaine ; houblon ; lentisque pistachier ; leptosperme ; marjolaine ; melaleuque ; mousse de chêne ; valériane ; ylang-ylang

Insectes *(piqûres)* – basilic ; cajeput ; camomille « du Maroc » ; camomille romaine ; cananga ; cannelle de Ceylan (feuilles et écorce) ; cédratier ; cèdre (de l'Atlantique, du Liban) ; citron ; eucalyptus ; melaleuque ; mélisse ; menthe verte ; origan ; santoline ; sarriette des jardins ; thym

Insecticide *(qui tue ou qui chasse les insectes)* – acacia ; acore vrai ; ail ; basilic ; bergamote ; bucco ; cajeput ; camphrier (bois) ; cardamome ; cèdre (de l'Atlantique, du Liban) ; citronnelle ; costus ; curcuma ; eucalyptus ; eucalyptus citronné ; genévrier de Virginie (cèdre du Texas) ; laurier noble ; lavande aspic ; lavande fine ; lavande officinale ; lavandin ; lemongrass ; limette ; litsée ; mélisse ; menthe poivrée ; patchouli ; pélargonium ; pin des marais ; pin sylvestre ; romarin ; santal (bois) ; santoline ; sauge ; tonka ; vétiver

Insécurité *(incertitude, indécision)* – angélique ; bois de rose ; mélèze ; myrte ; pin des montagnes ; pin Larichio ; sapin argenté ; ylang-ylang

Insomnies *(qui induit le sommeil)* – achillée millefeuille ; anis vert ; baume du Pérou ;

bergamote ; bigarade ; bigarade petit grain ; camomille [petite] ; camomille « du Maroc » ; camomille romaine ; cananga ; copaïer ; costus ; estragon ; genêt d'Espagne ; houblon ; lavande aspic ; lavande fine ; lavande officinale ; lavandin ; leptosperme ; mandarine ; marjolaine ; mélisse ; miel ; millepertuis ; mimosa ; mousse de chêne ; muscade (noix) ; nard indien ; néroli ; orange douce ; orange sanguine ; pélargonium ; pin sylvestre ; rose ; rosier cent-feuilles ; santal (bois) ; sauge sclarée ; thym ; tonka ; tulsi ; vanille ; verveine citronnée ; violette ; ylang-ylang

***Inspiration** (qui stimule l'imagination)* – bigarade petit grain ; cannelle de Ceylan (feuilles et écorce) ; cédratier ; céleri ; citron ; citronnelle ; clémentine ; frangipanier ; genêt d'Espagne ; giroflier ; iris ; limette ; mandarine ; menthe des champs ; narcisse ; œillet de jardin ; sauge sclarée ; styrax ; tubéreuse ; verveine ; violette

***Instabilité** (mentale, psychologique)* – bois de rose ; coriandre douce ; myrte ; sapin argenté ; sauge

***Intelligence** (qui stimule l'intellect, l'entendement)* – basilic ; sarriette des jardins

***Intestin** (dérèglement)* – bergamote ; néroli ; niaouli ; styrax
(faiblesse intestinale) – nard indien ; persil
(parasites intestinaux) – ail ; bergamote ; citronnelle ; estragon ; giroflier ; niaouli ; oignon ; thym
(paresse intestinale) – palmarosa
(problèmes, infections) – achillée millefeuille ; acore vrai ; ail ; armoise ; basilic ; camomille « du Maroc » ; cannelier de Chine ; cannelle de Ceylan (feuilles et écorce) ; cédratier ; citron ; copaïer ; genévrier (baies et bois) ; giroflier ; immortelle ; lemongrass ; limette ; mandarine ; marjolaine ; mélisse ; muscade (noix) ; myrte ; nard indien ; niaouli ; palmarosa ; pélargonium ; sarriette des jardins ; serpolet ; verveine ; verveine citronnée
(spasmes intestinaux) – anis vert ; carvi ; coriandre douce ; cumin ; estragon ; lavande fine ; lavande officinale ; lavandin ; nard indien ; sarriette des jardins ; valériane

Intoxication ? ANTITOXIQUE

Introspection *(qui stimule l'introspection)* – immortelle

Intuition *(qui stimule l'inspiration intérieure)* – achillée millefeuille ; narcisse ; tubéreuse

Irrésolution – cyprès ; mélèze

Irrigation sanguine *(troubles de l'irrigation sanguine ; qui la stimule)* – ambrette ; angélique ; armoise ; bay ; benjoin ; bergamote ; bouleau blanc ; cajeput ; camphrier (bois) ; cannelier de Chine ; cannelle de Ceylan (feuilles et écorce) ; cédratier ; cèdre (de l'Atlantique, du Liban) ; cinnamome ; ciste ladanifère ; citron ; coriandre douce ; cumin ; curcuma ; cyprès ; épicéa ; estragon ; eucalyptus ; galbanum ; gingembre ; immortelle ; lavande aspic ; lavande fine ; lavande officinale ; lavande stoechade ; lavandin ; lemongrass ; limette ; livèche ; marjolaine ; mélèze ; muscade (noix) ; myrrhe ; origan ; pamplemousse ; piment ; pin des marais ; pin des montagnes ; pin Larichio ; pin maritime ; pin sylvestre ; poivre ; romarin ; rose ; rosier cent-feuilles ; sapin argenté ; sapin de Douglas ; sauge à feuilles de lavande ; schinus molle ; thym ; tsuga ; vétiver ; violette

Irritabilité *(qui modère)* – aneth odorant ; baume de Tolu ; bigarade petit grain ; immortelle ; lavande aspic ; lavande fine ; lavande officinale ; lavandin ; ledon du Groenland ; myrte ; styrax ; vanille

Jaunisse – camomille « du Maroc » ; camomille romaine ; céleri ; origan ; pélargonium ; romarin ; sauge à feuilles de lavande

L

Lait *(galactogène ; qui active la formation et le flux de lait)* – aneth odorant ; anis vert ; carvi ; céleri ; fenouil doux ; gaulthérie ; jasmin ; ortie ; verveine ; verveine citronnée

Larves *(qui tue les larves)* – ail ; carvi ; coriandre douce ; cumin ; giroflier ; muscade (noix)

Laryngite – baume de Tolu ; benjoin ; cajeput ; cardamome ; carvi ; eucalyptus citronné ;

lavande aspic ; lavande fine ; lavande officinale ; lavandin ; santal (bois) ; thym

Laxatif – bergamote ; curcuma ; fenouil doux ; gaïac (bois) ; genêt d'Espagne ; gingembre ; iris ; mandarine ; marjolaine ; nard indien ; persil ; pin Cembrot ; poivre ; rose ; rosier cent-feuilles ; sapin baumier ; sauge ; sauge sclarée ; violette

Léthargie *(manque d'entrain)* – immortelle

Libérateur – iris

Libido *(faible ; qui renforce la libido)* – sarriette des jardins

Lombalgie – pélargonium

Lumbago – cardamome ; céleri ; eucalyptus ; genévrier (baies et bois) ; laurier noble ; lavande aspic ; lavande fine ; lavande officinale ; lavandin ; lentisque pistachier ; marjolaine ; millepertuis ; muscade (noix) ; persil ; pin des marais ; pin maritime

Lymphe *(drainage, stimulation de la lymphe)* – carotte sauvage ; ciste ladanifère ; immortelle ; laurier noble ; ledon du Groenland ; lemongrass ; litsée ; mandarine ; myrte ; orange douce ; pamplemousse ; pélargonium

M

Méditation *(huiles pour la méditation)* – agar (bois) ; ciste ladanifère ; coriandre douce ; épicéa ; iris ; myrrhe ; myrte ; oliban ; opoponax ; patchouli ; santal (bois) ; sapin argenté ; sapin de Doublas ; styrax ; tsuga

Mélancolie – ambrette ; basilic ; céleri ; clémentine ; frangipanier ; iris ; jasmin ; lavande aspic ; lavande fine ; lavande officinale ; lavandin ; litsée ; mandarine ; mélisse ; millepertuis ; orange douce ; osmanthus ; rose

Membres *(douleurs)* – armoise ; marjolaine
(douleurs rhumatismales) – valériane

Mémoire *(qui fortifie la mémoire)* – basilic ; bigarade petit grain ; citronnelle ; coriandre douce ; giroflier ; menthe des champs ; menthe poivrée ; menthe verte ; néroli ; origan ; persil ; romarin ; santal (bois)

***Ménopause** (troubles de la ménopause)* – angélique ; camomille [petite] ; camomille « du Maroc » ; camomille romaine ; fenouil doux ; mélisse ; pélargonium ; sauge sclarée ; ylang-ylang

***Menstruations** (dysménorrhée)* – aneth odorant ; angélique ; anis vert ; armoise ; basilic ; camomille [petite] ; camomille « du Maroc » ; camomille romaine ; cannelier de Chine ; cannelle de Ceylan (feuilles et écorce) ; carotte sauvage ; carvi ; céleri ; cumin ; cyprès ; estragon ; fenouil doux ; galbanum ; genévrier (baies et bois) ; hysope ; immortelle ; laurier noble ; lavande aspic ; lavande fine ; lavande officinale ; lavandin ; litsée ; livèche ; marjolaine ; mélisse ; menthe bergamote ; myrrhe ; nard indien ; néroli ; ortie ; palmarosa ; persil ; romarin ; rose ; rosier cent-feuilles ; sauge à feuilles de lavande ; sauge sclarée
(règles trop abondantes) – genêt d'Espagne
(emménagogue, qui stimule les règles) – aneth odorant ; armoise ; camomille [petite] ; camomille « du Maroc » ; camomille romaine ; cannelier de Chine ; cannelle de Ceylan (feuilles et écorce) ; carotte sauvage ; carvi ; céleri ; estragon ; fenouil doux ; galbanum ; gaulthérie ; genévrier (baies et bois) ; genévrier de Virginie (cèdre du Texas) ; houblon ; hysope ; jasmin ; lavande aspic ; lavande fine ; lavande officinale ; lavandin ; livèche ; marjolaine ; mélisse ; mélisse indienne ; menthe des champs ; menthe poivrée ; muscade (noix) ; myrrhe ; oliban ; origan ; ortie ; persil ; romarin ; rose ; rosier cent-feuilles ; sarriette des jardins ; sauge ; sauge à feuilles de lavande ; sauge sclarée ; tagète ; tanaisie ; thym ; tulsi
(syndrome prémenstruel) – bigarade petit grain ; carotte sauvage ; cyprès ; estragon ; fenouil doux ; galbanum ; lavande aspic ; lavande fine ; lavande officinale ; lavandin ; marjolaine ; néroli ; rose ; sauge sclarée ; ylang-ylang

***Métabolisme** (qui stimule le métabolisme)* – romarin

***Météorologie** (sensibilité aux changements de temps)* – houblon ; mélisse ; menthe des champs

Meurtrissures – giroflier ; hysope ; immortelle ; laurier noble ; lemongrass ; marjolaine ; millepertuis ; thym

Migraine – achillée millefeuille ; angélique ; anis vert ; basilic ; bigarade petit grain ; camomille [petite] ; camomille « du Maroc » ; camomille romaine ; citronnelle ; clémentine ; coriandre douce ; cumin ; gaulthérie ; gingembre ; lavande aspic ; lavande fine ; lavande officinale ; lavandin ; mandarine ; marjolaine ; mélisse ; mélisse indienne ; menthe des champs ; menthe nanah ; menthe poivrée ; menthe verte ; nard indien ; pin maritime ; romarin ; sauge sclarée ; valériane

***Mites** (qui chasse les mites)* – cèdre (de l'Atlantique, du Liban)

***Mort** (accompagnement dans la mort)* – iris

***Motivation** (qui stimule le besoin d'activité)* – verveine ; verveine citronnée

***Mucosités** (qui dissout les mucosités)* – achillée millefeuille ; acore vrai ; ail ; aneth odorant ; anis vert ; armoise ; aunée ; basilic ; baume de Tolu ; baume du Pérou ; benjoin ; bergamote ; cajeput ; camomille [petite] ; camphrier (bois) ; cardamome ; carvi ; cèdre (de l'Atlantique, du Liban) ; copaïer ; élémi ; épicéa ; eucalyptus ; eucalyptus citronné ; fenouil doux ; gaïac (bois) ; galbanum ; genévrier (baies et bois) ; genévrier de Virginie (cèdre du Texas) ; gingembre ; houblon ; hysope ; immortelle ; iris ; jasmin ; laurier noble ; lemongrass ; lentisque pistachier ; leptosperme ; litsée ; livèche ; marjolaine ; melaleuque ; mélèze ; mélisse indienne ; menthe des champs ; menthe poivrée ; menthe verte ; millepertuis ; mousse de chêne ; myrrhe ; myrte ; niaouli ; oliban ; opoponax ; origan ; persil ; pin Cembrot ; pin des marais ; pin des montagnes ; pin Larichio ; pin maritime ; pin sylvestre ; ravensare aromatique ; reine des prés ; santal (bois) ; sapin argenté ; sapin baumier ; sapin de Douglas ; sapin de l'Himalaya ; sapin géant ; sarriette des jardins ; sauge ; sauge à feuilles de lavande ; serpolet ; styrax ; tsuga ; tulsi ; violette *(glaires des poumons et des* *voies respiratoires)* – angélique ; anis vert

***Muqueuses** (sécheresse)* – mélèze ; sapin argenté

***Muscles** (courbatures)* – marjolaine ; muscade (noix) ; pamplemousse
(crampes) – cyprès ; jasmin
(douleurs musculaires) – ambrette ; angélique ; bouleau blanc ; cajeput ; camomille « du Maroc » ; camomille romaine ; camphrier (bois) ; coriandre douce ; curcuma ; épicéa ; eucalyptus ; eucalyptus citronné ; galbanum ; gingembre ; laurier noble ; lavande aspic ; lavande fine ; lavande officinale ; lavandin ; lentisque pistachier ; marjolaine ; menthe poivrée ; muscade (noix) ; myrrhe ; myrte ; origan ; pélargonium ; piment ; pin des marais ; pin sylvestre ; poivre ; romarin ; sapin argenté ; sapin de Douglas ; sapin géant ; sauge à feuilles de lavande ; sauge sclarée ; schinus molle ; thym ; tsuga ; vétiver
(durcissement, tensions) – bouleau blanc ; cannelier de Chine ; carotte sauvage ; citronnelle ; mandarine ; marjolaine ; mélèze ; niaouli ; nigelle ; piment ; reine des prés
(rhumatismes musculaires) – gaulthérie
(tiraillements) – gingembre ; immortelle ; lemongrass ; marjolaine ; millepertuis ; verveine citronnée

***Mycose** (des pieds)* – ail ; citronnelle ; giroflier ; lavande aspic ; lavande fine ; lavande officinale ; lavandin ; lemongrass ; leptosperme ; melaleuque ; myrrhe; origan ; patchouli

N

***Narcotique** (anesthésiant)* – iris ; tubéreuse

Nausées – acore vrai ; angélique ; basilic ; bois de rose ; camomille « du Maroc » ; camomille romaine ; coriandre douce ; fenouil doux ; gingembre ; giroflier ; laurier noble ; lavande aspic ; lavande fine ; lavande officinale ; lavandin ; mélisse ; menthe bergamote ; menthe des champs ; menthe nanah ; menthe poivrée ; menthe verte ; muscade (noix) ; piment ; poivre ; rose ; rosier cent-feuilles ; schinus molle ; valériane

Nerfs *(dépression nerveuse)* – mélisse
(contre les douleurs) ? ANTINÉVRALGIQUE
(faiblesse des nerfs ; fortifiant) – ambrette ; assa-fœtida ; bay ; bigarade petit grain ; camphrier (bois) ; cananga ; cannelle de Ceylan (feuilles et écorce) ; cardamome ; carvi ; céleri ; cinnamome ; cumin ; genévrier (baies et bois) ; giroflier ; houblon ; hysope ; immortelle ; lavande aspic ; lavande fine ; lavande officinale ; lavandin ; lemongrass ; marjolaine ; mélisse ; menthe bergamote ; menthe des champs ; menthe nanah ; menthe poivrée; menthe verte ; millepertuis ; muscade (noix) ; nard indien ; patchouli ; pin des montagnes ; pin Larichio ; pin sylvestre ; ravensare aromatique ; romarin ; rose ; sauge ; sauge à feuilles de lavande ; sauge sclarée ; styrax ; tanaisie ; thym ; tulsi ; ylang-ylang
(fortifiant du système neveux végétatif) – basilic ; cédratier ; citron ; estragon ; genêt d'Espagne ; laurier noble ; limette ; millepertuis ; pin sylvestre ; ravensare aromatique ; romarin ; rose ; thym
(nervosité) – acore vrai ; angélique ; baume de Tolu ; baume du Pérou ; bigarade ; bouleau blanc ; cardamome ; copaïer ; épicéa ; estragon ; fenouil doux ; lavande aspic ; lavande fine ; lavande officinale ; lavandin ; ledon du Groenland ; linaloé ; melaleuque ; mélèze ; miel ; néroli ; oignon ; opoponax ; orange douce ; orange sanguine ; sapin de Douglas ; sauge sclarée ; tsuga ; verveine ; ylang-ylang
(névrite) – camomille [petite] ; eucalyptus ; lavande aspic ; lavande fine ; lavande officinale ; lavandin ; muscade (noix) ; romarin
(névrodermite) – cajeput ; camomille « du Maroc » ; camomille romaine ; immortelle ; patchouli
(surexcitation nerveuse) – agar (bois) ; benjoin ; costus ; fenouil doux ; houblon ; lavande aspic ; marjolaine ; pin des montagnes ; pin Larichio ; pin sylvestre ; ravensare aromatique ; romarin
(tranquillisant, calmant) – agar (bois) ; aneth odorant ; bay ; bouleau blanc ; cèdre (de l'Atlantique, du Liban) ; copaïer ; davana ; fenouil doux ;

genévrier de Virginie (cèdre du Texas) ; pin des montagnes ; pin Larichio ; romarin ; rose ; verveine citronnée

Nettoyage *(qui nettoie)* – carotte sauvage ; épicéa ; rhododendron ; romarin ; sapin argenté ; sapin de Douglas ; sarriette des jardins ; tsuga

Nez *(polypes)* – angélique
(saignements de nez, épistaxis) – cannelier de Chine ; cédratier ; citron ; limette ; muscade (noix) ; pélargonium ; pin Cembrot ; sapin baumier
(sécheresse de la muqueuse nasale) – cajeput ; baume de Tolu

Nuque *(raideur)* – pin des montagnes

O

Obésité – cédratier ; citron ; fenouil doux ; genévrier (baies et bois) ; limette ; oignon ; orange douce ; reine des prés

Objectifs *(renforce la prise de conscience de ses objectifs)* – thym

Obnubilation *(torpeur)* – pin sylvestre

Œdèmes – bigarade ; bouleau blanc ; carotte sauvage ; céleri ; cyprès ; fenouil doux ; genévrier (baies et bois) ; lemongrass ; livèche ; orange douce ; orange sanguine ; pin maritime ; reine des prés ; rose ; thym

Œil *(faiblesse oculaire)* – fenouil doux
(inflammation) – sauge sclarée ; serpolet
(opacification du cristallin) – romarin
(vision vacillante par suite de fatigue ou de surexcitation) – gingembre

Œstrogène *(stimulant hormonal)* – vétiver

Ongles *(cassants)* – cédratier ; citron ; limette

Oppression *(cage thoracique)* – camphrier (bois)
(sensation d'oppression) – lavande fine ; lavande officinale ; lavandin

Optimisme *(qui rend optimiste)* – bay ; bigarade ; cardamome ; frangipanier ; jasmin ; mandarine ; mimosa ; myrrhe ; orange sanguine ; poivre ; violette

Oreilles *(douleurs, otite)* – cajeput ; camomille [petite] ; camomille « du Maroc » ;

camomille romaine ; hysope ; laurier noble ; lavande aspic ; lavande fine ; lavande officinale ; lavandin ; myrte

Oreillons – tagète

Ostéoporose – fenouil doux

Ovaires *(kyste)* – cyprès

P

Palais *(infections du palais)* – thym

Paludisme – eucalyptus ; poivre

Pancréas *(affections du pancréas)* – basilic ; coriandre douce ; genévrier (baies et bois) ; immortelle ; ledon du Groenland ; verveine ; vétiver

Paralysies – angélique ; basilic ; lavande fine ; lavande officinale ; lavandin ; sauge ; lavande aspic

Paranoïa *(états d'angoisse)* – galbanum ; sauge sclarée

Parasites *(qui tue les parasites)* – baume du Pérou ; bergamote ; cannelle de Ceylan (feuilles et écorce) ; eucalyptus ; genévrier (baies et bois) ; lavande aspic ; lavande fine ; lavande officinale ; lavandin ; melaleuque ; pin maritime ; romarin ; thym

Parodontose *(involution morbide de la gencive)* – melaleuque

Passé *(résolution des conflits liés au passé)* – cannelier de Chine

Peau *(abcès)* – jasmin ; myrrhe ; oliban ; rose

(éruptions cutanées) – achillée millefeuille ; baume de Tolu ; baume du Pérou ; camomille « du Maroc » ; camomille romaine ; carotte sauvage ; cèdre (de l'Atlantique, du Liban) ; houblon ; leptosperme ; melaleuque

(peau grasse) – genévrier de Virginie (cèdre du Texas)

(irrigation sanguine de la peau) – armoise

(irritations/inflammations) – bigarade petit grain ; bouleau blanc ; cajeput ; carotte sauvage ; cédratier ; ciste ladanifère ; citron ; épicéa ; genévrier (baies et bois) ; hysope ; immortelle ; laurier noble ; lavande aspic ; lavande fine ; lavande officinale ; lavandin ; leptosperme ; limette ; linaloé ; litsée ; melaleuque ; menthe nanah ; menthe verte ; miel ; myrrhe ; myrte ; nard indien ; niaouli ; oliban ; palmarosa ; patchouli ;

pélargonium ; piment ; rose ; santal (bois) ; styrax ; tsuga ; verveine citronnée ; ylang-ylang
(peau mince) – néroli
(parasites de la peau) – origan
(peau parcheminée) – niaouli
(qui améliore la tonicité) – basilic ; bay ; bergamote ; bouleau blanc ; cédratier ; citron ; fenouil doux ; galbanum ; genévrier (baies et bois) ; lemongrass ; limette ; myrrhe ; oliban ; orange douce ; pamplemousse ; pélargonium ; ylang-ylang
(qui détoxique, nettoie la peau) – basilic ; bay ; bergamote ; marjolaine ; melaleuque ; menthe des champs ; oliban ; orange douce ; pélargonium ; rose ; sapin de Douglas
(soins de la peau) – achillée millefeuille ; benjoin ; bergamote ; bigarade ; bigarade petit grain ; bois de rose ; camomille [petite] ; cananga ; carotte sauvage ; cédratier ; cèdre (de l'Atlantique, du Liban) ; citron ; élémi ; genévrier de Virginie (cèdre du Texas) ; iris ; jasmin ; laurier noble ; limette ; litsée ; mandarine ; marjolaine ; mélisse ; miel ; mimosa ; myrrhe ; myrte ; néroli ; oliban ; orange douce ; origan ; palmarosa ; pélargonium ; rose ; rosier cent-feuilles ; sauge sclarée ; vétiver ; ylang-ylang
(soins en cas de peau sèche) – acacia ; baume de Tolu ; camomille [petite] ; jasmin ; millepertuis ; mimosa ; oliban ; rose ; santal (bois) ; styrax
(troubles cutanés nerveux) – jasmin ; santal (bois) ; valériane
(troubles de la pigmentation ; peau tachée) – benjoin

Pellicules *(cuir chevelu)* – cardamome ; cèdre (de l'Atlantique, du Liban) ; eucalyptus citronné ; genévrier de Virginie (cèdre du Texas) ; laurier noble ; lavande aspic ; lavande fine ; lavande officinale ; lavandin ; melaleuque ; mélisse ; patchouli ; pélargonium ; romarin ; sauge à feuilles de lavande ; sauge sclarée

Pelvis *(affections du petit bassin)* – achillée millefeuille ; gingembre ; melaleuque ; mélisse ; myrrhe ; nard indien ; oliban ; sauge sclarée
(hémorragies, saignements du petit bassin) – pélargonium
(traitement après opération) – ylang-ylang
(qui fortifie les organes du petit

bassin) – galbanum ; mélisse ; nard indien ; oliban ; sauge sclarée

Pensée *(qui améliore la capacité cognitive)* – coriandre douce ; menthe des champs
(qui clarifie, approfondit les pensées) – oliban ; opoponax ; pin des montagnes ; pin Larichio
(qui active la pensée logique) – eucalyptus

Perplexité/embarras – copaïer ; oliban

Pertes blanches – cannelle de Ceylan (feuilles et écorce) ; cèdre (de l'Atlantique, du Liban) ; eucalyptus ; genévrier (baies et bois) ; genévrier de Virginie (cèdre du Texas) ; lavande aspic ; lavande fine ; lavande officinale ; lavandin ; lentisque pistachier ; marjolaine ; oliban ; pin maritime ; romarin ; rose ; rosier cent-feuilles ; sauge sclarée

Pessimisme – genêt d'Espagne ; mélèze

Placidité *(qui procure calme et sang-froid)* – mélisse ; myrte ; nard indien ; oliban ; tonka

Plaie *(par instrument tranchant)* – camomille « du Maroc » ; camomille romaine ; cédratier ; giroflier ; limette ; pin sylvestre

Pleurésie – serpolet

Pleurnicheries – fenouil doux ; sauge sclarée

Poitrine *(congestion)* – pélargonium

Polyarthrite *(arthrite intéressant de nombreuse articulations)* – achillée millefeuille ; gaïac (bois) ; gaulthérie ; genévrier (baies et bois) ; immortelle ; laurier noble ; leptosperme ; niaouli

Pores *(bouchés)* – pamplemousse
(qui épure les pores) – violette

Pouls *(faible)* – camphrier (bois)
(irrégulier) – pin sylvestre ; sapin argenté

Poumons *(pneumonie, maladies)* – camphrier (bois) ; cardamome ; myrte ; serpolet

Poux – anis vert ; cannelier de Chine ; cannelle de Ceylan (feuilles et écorce) ; lavande aspic ; lavande fine ; lavande officinale ; lavandin ; lemongrass ; lentisque pistachier ; melaleuque ; origan ; pélargonium ; pin sylvestre ; romarin ; thym

***Pression artérielle** (qui régule la pression artérielle)* – camomille « du Maroc » ; camomille romaine ; gui ; hysope ; verveine ; vétiver

***Prière** (huile propice à la prière)* – oliban

***Productivité** (pression psychologique)* – nard indien

***Prostate** (troubles de la prostate)* – bucco ; épicéa ; ledon du Groenland ; myrte ; pin sylvestre

***Prurit/démangeaisons** (qui soulage les démangeaisons)* – basilic ; cèdre (de l'Atlantique, du Liban) ; gingembre ; leptosperme ; melaleuque ; menthe poivrée ; myrrhe

Psoriasis – bouleau blanc ; cajeput ; carotte sauvage ; cèdre (de l'Atlantique, du Liban) ; ciste ladanifère ; immortelle ; lavande aspic ; lavande fine ; lavande officinale ; lavandin ; leptosperme ; melaleuque ; pélargonium ; valériane

***Psyché** (qui stimule la psyché)* – hysope ; reine des prés
(en cas de psyché instable) – bergamote ; fenouil doux ; hysope ; pin sylvestre

***Psychosomatiques [maladies]** (problèmes physiques dont la cause est d'ordre psychique)* – genévrier (baies et bois) ; jasmin ; néroli ; origan

***Puberté** (crises de la puberté)* – sauge sclarée

***Puces** (contre les puces)* – anis vert ; bergamote ; lemongrass ; lentisque pistachier ; melaleuque

***Puissance sexuelle** (qui stimule)* – gingembre

***Putréfaction** (qui inhibe la putréfaction)* – cannelle de Ceylan (feuilles et écorce) ; sarriette des jardins ; thym

R

Rachitisme – angélique ; serpolet

***Rafraîchissant** (qui rafraîchit, qui procure du bien-être)* – cédratier ; citron ; eucalyptus ; jacinthe ; limette ; mélisse indienne ; menthe des champs ; menthe nanah
(qui ôte de la chaleur) – cannelle de Ceylan (feuilles et écorce)

***Raidissement** (moral)* – cannelle de Ceylan (feuilles et écorce) ; frangipanier ; jasmin

Raison *(qui favorise la raison)* – menthe des champs

Rajeunissement *(qui rajeunit)* – romarin

Rate *(troubles de la rate)* – fenouil doux ; gingembre ; lavande aspic ; lavande fine ; lavande officinale ; lavandin ; lemongrass ; marjolaine ; mimosa ; rose

Rayonnement *(qui renforce le rayonnement personnel)* – ylang-ylang

Rayonnements *(protection contre les rayonnements)* – cannelier de Chine

Réalité *(qui améliore le rapport à la réalité)* – angélique

Réchauffant *(qui fournit beaucoup de chaleur)* – assa-fœtida

Réchauffement *(physique)* – aneth odorant ; angélique ; anis vert ; cèdre (de l'Atlantique, du Liban) ; coriandre douce *(moral)* – camomille « du Maroc » ; camomille romaine ; cannelier de Chine ; cannelle de Ceylan (feuilles et écorce) ; fenouil doux ; jasmin ; mimosa ; nigelle ; opoponax ; orange douce ; vanille

Reconstituant/fortifiant/euphori sant – angélique ; cédratier ; cèdre (de l'Atlantique, du Liban) ; ciste ladanifère ; citron ; clémentine ; lavande aspic ; lavande fine ; lavande officinale ; lavande stoechade ; lavandin ; lentisque pistachier ; leptosperme ; limette ; mandarine ; orange douce ; pélargonium ; pin Cembrot ; sapin argenté ; sapin baumier ; vétiver

Régénération *(qui renouvelle, rétablit)* – acacia ; fenouil doux ; lavande aspic ; lavande fine ; lavande officinale ; lavandin ; linaloé ; néroli

Règles *(saignements entre les règles)* – cannelle de Ceylan (feuilles et écorce) ; oliban

Régulateur *(équilibrant)* – élémi ; valériane

Reins *(affections, douleurs, néphrite)* – achillée millefeuille ; bouleau blanc ; bucco ; cèdre (de l'Atlantique, du Liban) ; céleri ; eucalyptus ; eucalyptus citronné ; ledon du Groenland ; marjolaine ; niaouli ; orange douce ; ortie ; pélargonium ; pin des montagnes ; pin maritime ; reine des prés ; santal (bois) ; sauge sclarée ; serpolet

(calculs rénaux) – fenouil doux ; genévrier (baies et bois) ; pélargonium
(coliques néphrétiques) – gui ; reine des prés

Relaxant – agar (bois) ; benjoin ; camphrier (feuilles) ; ciste ladanifère ; davana ; houblon ; jasmin ; linaloé ; mélèze ; mousse de chêne ; nard indien ; néroli ; opoponax ; orange douce ; sauge sclarée ; tagète ; valériane ; vétiver

Renfermé/taciturne *(caractère)* – jasmin ; miel

Réplétion *(sensation de réplétion)* – angélique ; carvi ; pin sylvestre ; sapin argenté

Repos, calme *(qui confère le calme)* – aneth odorant ; myrrhe ; pin sylvestre

Respiration *(troubles, faiblesse respiratoires)* – basilic ; cannelle de Ceylan (feuilles et écorce) ; cinnamome ; épicéa ; gingembre ; laurier noble ; oliban ; pin Larichio ; pin sylvestre ; sapin argenté ; sapin de Douglas ; tsuga
(qui ralentit le rythme respiratoire) – ylang-ylang
(détresse respiratoire avec manque d'oxygène) – laurier noble
(qui active, approfondit la respiration) – épicéa ; fenouil doux ; gingembre ; laurier noble ; mélèze ; oliban ; pin des montagnes ; pin Larichio ; pin sylvestre ; sapin argenté
(souffle court) – épicéa ; oliban ; sapin de Douglas ; tsuga
(affections des voies respiratoires) – aneth odorant ; angélique ; anis vert ; assafœtida ; aunée ; basilic ; baume de Pérou ; baume de Tolu ; bay ; benjoin ; bigarade ; cajeput ; camomille [petite] ; camphrier (bois) ; carvi ; cédratier ; cèdre (de l'Atlantique, du Liban) ; cinnamome ; citron ; copaïer ; costus ; cyprès ; élémi ; épicéa ; eucalyptus ; gaïac (bois) ; galbanum ; genévrier (baies et bois) ; genévrier de Virginie (cèdre du Texas) ; giroflier ; houblon ; hysope ; immortelle ; iris ; lavande aspic ; lavande fine ; lavande officinale ; lavandin ; lentisque pistachier ; limette ; marjolaine ; melaleuque ; mélèze ; mélisse ; menthe des champs ; menthe nanah ; menthe poivrée ; menthe verte ; mousse de chêne ; myrrhe ; myrte ; néroli ; niaouli ; oliban ; opoponax ;

orange sanguine ; origan ; piment ; pin Cembrot ; pin des marais ; pin des montagnes ; pin Larichio ; pin maritime ; pin sylvestre ; ravensare aromatique ; romarin ; sapin argenté ; sapin baumier ; sapin de Douglas ; sapin de l'Himalaya ; sapin géant ; sarriette des jardins ; sauge ; sauge sclarée ; serpolet ; styrax ; thym ; tsuga ; violette

***Rêveries diurnes** (qui modère)* – verveine

***Rêves** (qui stimule)* – cannelier de Chine ; immortelle ; magnolia (fleurs) ; muscade (noix) ; sauge sclarée

Revitalisation – copaïer ; coriandre douce ; épicéa ; mandarine ; myrrhe ; sapin de Douglas ; tsuga

***Rhume** (refroidissement)* – achillée millefeuille ; baume du Pérou ; benjoin ; bigarade ; bois de rose ; cajeput ; camphrier (bois) ; cannelier de Chine ; cannelle de Ceylan (feuilles et écorce) ; cardamome ; carvi ; cédratier ; ciste ladanifère ; citron ; citronnelle ; copaïer ; coriandre douce ; épicéa ; eucalyptus ; eucalyptus citronné ; fenouil doux ; genévrier (baies et bois) ; gingembre ; giroflier ; hysope ; immortelle ; laurier noble ; lavande stoechade ; lemongrass ; lentisque pistachier ; leptosperme ; limette ; marjolaine ; menthe des champs ; menthe nanah; menthe poivrée; menthe verte; millepertuis ; myrrhe ; oignon ; oliban ; orange sanguine ; pin des montagnes ; pin Larichio ; pin sylvestre ; poivre ; ravensare aromatique ; santoline ; sapin argenté ; sapin de Douglas ; sapin de l'Himalaya ; sapin géant ; sauge ; sauge à feuilles de lavande ; schinus molle ; serpolet ; tagète ; thym ; tsuga

Rhume des foins – camomille « du Maroc » ; camomille romaine ; estragon ; marjolaine ; mélisse ; rose ; rosier cent-feuilles

Rides – bois de rose ; carotte sauvage ; cédratier ; citron ; galbanum ; limette ; oliban ; palmarosa ; patchouli ; rose ; rosier cent-feuilles ; sauge sclarée

***Rigidité** (mentale, psychologique)* – cannelier de Chine ; citronnelle

***Rite** (huile pour les rituels)* – santal (bois)

Rougeole – coriandre douce ; eucalyptus ; reine des prés

S

***Satisfaction** (qui apporte la satisfaction)* – giroflier ; pin sylvestre

***Sauna** (huile pour le sauna)* – mélèze ; pin des montagnes ; pin Larichio ; pin sylvestre

Scarlatine – eucalyptus

Sciatique – cardamome ; céleri ; eucalyptus ; genévrier (baies et bois) ; laurier noble ; lavande aspic ; lavande fine ; lavande officinale ; lavandin ; lentisque pistachier ; marjolaine ; millepertuis ; muscade (noix) ; persil ; pin des marais ; pin maritime

Scorbut ? ANTISCORBUTIQUE

***Sébacées [glandes]** (qui régule)* – palmarosa

***Sébum** (qui diminue la production de sébum)* – genévrier de Virginie (cèdre du Texas)

***Sécurité** (qui donne asile, refuge)* – cannelier de Chine ; fenouil doux ; giroflier
(qui confère le sentiment de sécurité) – benjoin
(qui donne de l'assurance) – cajeput

***Seins** (qui tonifie les seins)* – fenouil doux
(qui fait grossir les seins) – fenouil doux

***Sens** (qui stimule les sens)* – verveine
(qui met en humeur) – benjoin ; frangipanier ; genêt d'Espagne ; giroflier ; magnolia (fleurs) ; œillet de jardin ; tubéreuse

***Sentiments** (blessés)* – cananga ; gingembre
(qui réchauffe la froideur des sentiments) – ambrette ; cannelle de Ceylan (feuilles et écorce) ; gingembre ; miel ; mimosa ; vanille
(qui atténue les fluctuations sentimentales) – bergamote ; camomille [petite]

***Sérénité** (qui apporte la sérénité)* – bergamote ; bigarade ; eucalyptus ; eucalyptus citronné ; orange sanguine

***Serpent** (morsures)* – cannelle de Ceylan (feuilles et écorce) ; estragon

***Sexe** (névroses sexuelles)* – houblon
(qui stimule en cas de fatigue

sexuelle) – assa-fœtida ; cardamome ; gingembre ; giroflier ; santal (bois) ; sarriette des jardins ; vétiver
(blocages sexuels) – santal (bois)
(froideur sentimentale) – gingembre ; vétiver
(qui modère en cas d'hyperactivité sexuelle) – aneth odorant ; houblon (chez les hommes) ; marjolaine ; menthe des champs ; oliban
(agitation, inquiétude) – lavande aspic ; lavande fine ; lavande officinale ; lavandin

Sida – ail ; santal (bois)

Sincérité/authenticité *(qui renforce la sincérité)* – coriandre douce

Sinus *(sinus de la face ; catarrhe, sinusite)* – baume de Tolu ; cajeput ; camomille [petite] ; camomille « du Maroc » ; camomille romaine ; citronnelle ; épicéa ; eucalyptus ; eucalyptus citronné ; genévrier de Virginie (cèdre du Texas) ; gingembre ; immortelle ; leptosperme ; marjolaine ; melaleuque ; mélisse indienne ; menthe des champs ; menthe nanah ; menthe poivrée ; menthe verte ; mousse de chêne ; niaouli ; origan ; pin des marais ; pin sylvestre ; sapin argenté ; sapin de l'Himalaya
(obstruction des sinus de la face) – basilic ; mélèze
(sinus frontal ; sinusite purulente) – angélique ; baume de Tolu ; camomille [petite] ; camomille « du Maroc » ; camomille romaine ; épicéa ; eucalyptus ; eucalyptus citronné ; immortelle ; leptosperme ; marjolaine ; melaleuque ; mélisse indienne ; menthe poivrée ; myrte ; niaouli ; origan ; pin sylvestre ; thym
(obstruction du sinus frontal) – mélèze

Soleil [coups de] – achillée millefeuille ; camomille [petite] ; millepertuis
(protection contre les rayons solaires) – immortelle

Solitude *(sentiment de solitude)* – anis vert ; cannelle de Ceylan (feuilles et écorce) ; miel

Soubresauts *(nerveux)* – marjolaine ; valériane
(spasmodiques) – assa-fœtida

Soucis – bigarade petit grain

Spasmes/crampes *(huile spasmolytique)* – achillée millefeuille ; acore vrai ; ambrette ; aneth odorant ;

angélique ; anis vert ; armoise ; assa-fœtida ; aunée ; basilic ; benjoin ; bergamote ; bigarade ; bigarade petit grain ; bois de rose ; cajeput ; camomille [petite] ; camomille « du Maroc » ; camomille romaine ; camphrier (bois) ; cannelier de Chine ; cannelle de Ceylan (feuilles et écorce) ; cardamome ; céleri ; citron ; citronnelle ; coriandre douce ; costus ; cumin ; cyprès ; estragon ; eucalyptus ; fenouil doux ; galbanum ; gaulthérie ; genévrier (baies et bois) ; genévrier de Virginie (cèdre du Texas) ; gingembre ; giroflier ; gui ; houblon ; hysope ; immortelle ; jasmin ; lavande aspic ; lavande fine ; lavande officinale ; lavandin ; lentisque pistachier ; linaloé ; livèche ; marjolaine ; mélisse ; menthe des champs ; menthe nanah ; menthe poivrée ; menthe verte ; muscade (noix) ; narcisse ; nard indien ; néroli ; niaouli ; opoponax ; origan ; palmarosa ; piment ; pin maritime ; poivre ; romarin ; rose ; santal (bois) ; santoline ; sarriette des jardins ; sauge ; sauge à feuilles de lavande ; sauge sclarée ; serpolet ; styrax ; tagète ; tanaisie ; thym ; tulsi ; valériane ; verveine ; verveine citronnée ; vétiver

***Spiritualité** (ouverture)* – styrax

***Sports** (blessures)* – thym

***Stabilisation** (qui stabilise)* – angélique ; cannelle de Ceylan (feuilles et écorce) ; carotte sauvage ; coriandre douce ; nard indien

***Stimulant** (qui stimule)* – acore vrai ; ambrette ; anis vert ; baume de Tolu ; baume du Pérou ; bay ; bergamote ; cacao (extrait) ; cajeput ; camphrier (bois) ; carvi ; copaïer ; coriandre douce ; cumin ; curcuma ; estragon ; eucalyptus ; foin ; gaulthérie ; gingembre ; immortelle ; lavande aspic ; lavande fine ; lavande officinale ; lavandin ; lentisque pistachier ; maté ; menthe bergamote ; menthe des champs ; menthe nanah; menthe verte; moutarde ; muscade (noix) ; nard indien ; niaouli ; patchouli ; piment ; reine des prés ; sapin argenté ; sapin de l'Himalaya ; sauge ; sauge à feuilles de lavande ; schinus molle ; styrax ; tanaisie ; tulsi

***Stress** (troubles conditionnés par le stress)* – acacia ; assa-fœtida ; baume du Pérou ; bergamote ; bigarade ; camomille « du Maroc » ; camomille romaine ; cardamome ; carotte sauvage ; galbanum ; genévrier (baies et bois) ; genévrier de Virginie (cèdre du Texas) ; giroflier ; hysope ; lemongrass ; marjolaine ; mélisse ; menthe des champs ; menthe nanah; menthe verte; nard indien; oliban ; orange douce ; orange sanguine ; pamplemousse ; pélargonium ; piment ; ravensare aromatique ; rosier cent-feuilles ; santal (bois) ; styrax ; tulsi ; vanille ; verveine citronnée

***Sueur** (qui inhibe une transpiration trop abondante)* – bigarade petit grain ; citronnelle ; cyprès ; lavande aspic ; lavande fine ; lavande officinale ; lavandin ; lemongrass ; litsée ; menthe des champs ; pamplemousse ; pin sylvestre ; sauge ; sauge à feuilles de lavande ; sauge sclarée
(sudorifique ; qui active la transpiration) – achillée millefeuille ; acore vrai ; ail ; armoise ; aunée ; bouleau blanc ; bucco ; camomille [petite] ; camomille « du Maroc » ; camomille romaine ; citron ; cyprès ; épicéa ; gaïac (bois) ; genévrier (baies et bois) ; hysope ; laurier noble ; lavande aspic ; lavande fine ; lavande officinale ; lavandin ; livèche ; marjolaine ; melaleuque ; mélisse ; menthe poivrée ; niaouli ; origan ; reine des prés ; romarin ; sapin de Douglas ; serpolet ; tagète ; tanaisie ; thym ; tsuga
(qui régule la transpiration) – sauge sclarée
(contre la transpiration des pieds) – citronnelle

***Suicide** (qui combat la tendance à l'autodestruction)* – myrte

Suppurations – élémi

***Surexcitation nerveuse** (surexcitabilité)* – ambrette ; armoise ; lavande aspic ; lavande fine ; lavande officinale ; lavandin ; opoponax

***Surmenage** (intellectuel)* – armoise ; bigarade petit grain ; carvi ; iris ; litsée ; marjolaine ; myrte ; opoponax ; persil ; styrax ; valériane
(scolaire) – bigarade petit grain ; mandarine ; myrte ; opoponax

***Surrénales** (problèmes)* – angélique
(qui stimule les corticosurré-

nales) – basilic ; épicéa ; pin sylvestre

***Syncope** (syncope menaçante)* – camphrier (bois) ; menthe poivrée

Syphilis – oliban ; persil

T

***Taciturne** (caractère)* – jasmin ; miel

***Tantra** (huile pour le tantra)* – santal (bois)

***Ténosynovite** (inflammation des gaines tendineuses)* – bouleau blanc ; gaulthérie

Tensions – bigarade petit grain ; clémentine ; mandarine ; pin des marais ; sapin argenté ; ylang-ylang

Tensions nerveuses – acacia ; ambrette ; bois de rose ; galbanum ; genévrier (baies et bois) ; gingembre ; immortelle ; litsée ; mousse de chêne ; oliban ; pélargonium ; santal (bois) ; styrax ; verveine citronnée ; vétiver

***Tête** (maux de tête)* – achillée millefeuille ; anis vert ; basilic ; bois de rose ; cajeput ; camomille « du Maroc » ; camomille romaine ; cardamome ; carvi ; coriandre douce ; eucalyptus ; genévrier (baies et bois) ; gingembre ; gui ; lavande aspic ; lavande fine ; lavande officinale ; lavandin ; lemongrass ; linaloé ; litsée ; marjolaine ; mélisse ; menthe bergamote ; menthe des champs ; menthe nanah; menthe poivrée; menthe verte ; néroli ; niaouli ; palmarosa ; pamplemousse ; poivre ; rose ; rosier cent-feuilles ; sauge à feuilles de lavande ; sauge sclarée ; thym ; violette ; ylang-ylang
(maux de tête d'origine nerveuse ou conditionnés par le stress) – armoise ; baume de Tolu ; costus ; cumin ; valériane

***Thalamus** (stimulation)* – pamplemousse

***Thrombose** (qui débouche les veines)* – achillée millefeuille

***Thyroïde** (problèmes)* – ledon du Groenland ; mélisse ; sauge

Timidité/poltronnerie – poivre

***Tique** (morsures)* – lemongrass ; marjolaine ; melaleuque

Tiraillements – gingembre ; immortelle ; lemongrass ; marjolaine ; millepertuis ; verveine citronnée

Tissus *(qui améliore l'irrigation des tissus)* – pin des montagnes ; pin Larichio
(qui fortifie les tissus) – bois de rose ; orange douce ; pélargonium

Tolérance *(qui favorise la tolérance)* – anis vert ; vétiver

Toux – angélique ; anis vert ; basilic ; baume de Tolu ; baume du Pérou ; benjoin ; bois de rose ; camomille « du Maroc » ; camomille romaine ; camphrier (bois) ; cardamome ; carvi ; ciste ladanifère ; copaïer ; cyprès ; épicéa ; eucalyptus ; gaïac (bois) ; genévrier (baies et bois) ; genévrier de Virginie (cèdre du Texas) ; gingembre ; houblon ; immortelle ; iris ; jasmin ; marjolaine ; melaleuque ; menthe verte ; myrrhe ; myrte ; oliban ; piment ; pin des montagnes ; pin Larichio ; pin sylvestre ; rose ; rosier cent-feuilles ; santal (bois) ; sapin de l'Himalaya ; sapin géant ; sauge ; styrax ; thym
(toux chronique) – galbanum ; immortelle ; mélisse
(toux sèche) – aunée ; élémi
(toux convulsive) – costus ; eucalyptus citronné ; houblon ; laurier noble ; mandarine ; menthe poivrée
(toux d'irritation) – aunée ; baume de Tolu ; ciste ladanifère ; costus ; épicéa ; galbanum ; gaulthérie ; genévrier (baies et bois) ; gingembre ; immortelle ; laurier noble ; mélèze ; opoponax ; origan ; pin Cembrot ; pin des montagnes ; pin Larichio ; sapin argenté ; sapin baumier ; sapin de Douglas ; sapin de l'Himalaya ; sapin géant ; styrax ; thym ; tsuga
(toux du fumeur) – angélique ; myrte

Toxines *(qui neutralise les toxines, qui les élimine)* – ail ; bergamote ; citron ; coriandre douce ; cumin ; estragon ; fenouil doux ; genévrier (baies et bois) ; lavande aspic ; lavande fine ; lavande officinale ; lavandin ; ledon du Groenland ; lemongrass ; menthe poivrée ; pamplemousse ; patchouli ; poivre ; reine des prés ; santoline ; thym ; verveine ; verveine citronnée
(contre les dépôts de toxines) – bouleau blanc

Trac – pamplemousse

Tranquillisant/calmant/sédatif – acacia ; acore vrai ; ail ; ambrette ; armoise ; assa-fœtida ; baume de Tolu ; cacao (extrait) ; camomille [petite] ; camomille « du Maroc » ; camomille romaine ; camphrier (feuilles) ; cananga ; carotte sauvage ; carvi ; cèdre (de l'Atlantique, du Liban) ; davana ; galbanum ; genévrier (baies et bois) ; gui ; houblon ; hysope ; jacinthe ; jasmin ; laurier noble ; lavande aspic ; lavande fine ; lavande officinale ; lavandin ; marjolaine ; mélisse ; millepertuis ; nard indien ; oignon ; oliban ; pélargonium ; pin Cembrot ; rose ; santal (bois) ; sapin baumier ; schinus molle ; styrax ; vanille ; vétiver ; ylang-ylang

***Travail** (manque d'ardeur au travail)* – citron ; eucalyptus ; eucalyptus citronné ; néroli

***Tremblement** (intérieur)* – muscade (noix)

Tristesse – bigarade petit grain ; clémentine ; orange douce *(langueur, manque d'entrain)* – cédratier ; citron ; eucalyptus ; eucalyptus citronné ; immortelle ; jasmin ; limette ; verveine

***Tuberculose** (traitement a posteriori)* – épicéa ; sapin de Douglas ; tsuga

Tumeurs ? ANTITUMORAL

Typhoïde – costus ; eucalyptus ; palmarosa

U

***Ulcères** (des jambes)* – lavande aspic ; lavande fine ; lavande officinale ; lavandin

***Utérus** (troubles)* – jasmin ; rose ; rosier cent-feuilles

***Urine** (qui lutte contre la rétention urinaire ; diurétique)* – ail ; aneth odorant ; anis vert ; armoise ; aunée ; benjoin ; bergamote ; bouleau blanc ; bucco ; camphrier (bois) ; cardamome ; carotte sauvage ; carvi ; cédratier ; cèdre (de l'Atlantique, du Liban) ; céleri ; citron ; copaïer ; cumin ; curcuma ; cyprès ; épicéa ; estragon ; eucalyptus ; fenouil doux ; gaïac (bois) ; galbanum ; gaulthérie ; genêt d'Espagne ; genévrier (baies et bois) ; genévrier de Virginie (cèdre du Texas) ; gui ; houblon ; hysope ; immortelle ; iris ; lavande aspic ; lavande fine ; lavande officinale ; lavandin ; lentisque pistachier ; limette ; livèche ; mandarine ; marjolaine ; maté ;

menthe des champs ; menthe nanah ; menthe verte ; oignon ; oliban ; origan ; ortie ; pamplemousse ; patchouli ; pélargonium ; persil ; pin Cembrot ; pin des montagnes ; pin Larichio ; pin maritime ; pin sylvestre ; poivre ; romarin ; santal (bois) ; sapin baumier ; sapin de Douglas ; sauge ; serpolet ; thym ; tsuga ; violette
(qui inhibe la production et l'écoulement de l'urine) – valériane
(calculs urinaires) – ail ; camomille « du Maroc » ; camomille romaine ; gui ; ortie ; reine des prés

Urinaires [voies] *(antiseptique)* – angélique
(infections, inflammations) – benjoin ; bucco ; cardamome ; cèdre (de l'Atlantique, du Liban) ; gingembre ; lentisque pistachier ; melaleuque ; myrte ; niaouli ; palmarosa ; persil ; pin des montagnes ; pin Larichio ; pin maritime ; pin sylvestre ; sauge sclarée ; thym

Urticaire *(chronique)* – camomille [petite]

Urogénital [appareil] *(affections)* – cannelier de Chine

V

Vagin *(vaginite)* – melaleuque
(champignons) – bergamote ; melaleuque

Vaisseaux sanguins *(vasodilatateur)* – carotte sauvage ; gaulthérie ; lemongrass ; marjolaine
(vasoconstricteur) – genêt d'Espagne ; menthe poivrée
(qui nettoie les vaisseaux) – cyprès
(qui fortifie les vaisseaux) – lemongrass

Varicelle – cardamome ; eucalyptus ; eucalyptus citronné

Varices – achillée millefeuille ; bergamote ; cédratier ; citron ; cyprès ; lemongrass ; limette ; marjolaine

Veines *(problèmes veineux)* – cannelle de Ceylan (feuilles et écorce) ; cyprès ; immortelle ; santal (bois)

Vénériennes [maladies] – gaïac (bois)

Vents dominants *(malaise dû aux grands vents)* – menthe verte

Vergetures *(après grossesse)* – basilic ; bay ; bergamote ; bois de rose ; bouleau blanc ;

cédratier ; fenouil doux ; galbanum ; lemongrass ; limette ; mandarine ; pamplemousse

Verrues – ail ; cannelle de Ceylan (feuilles et écorce) ; cédratier ; citron ; giroflier ; limette ; melaleuque ; santoline ; thym

Vers *(vermifuge)* – acore vrai ; ail ; aneth odorant ; armoise ; aunée ; baume de Tolu ; bergamote; cajeput ; camomille [petite] ; camomille « du Maroc » ; camomille romaine ; camphrier (bois) ; cannelle de Ceylan (feuilles et écorce) ; carotte sauvage ; citron ; citronnelle ; estragon ; eucalyptus ; fenouil doux ; genévrier (baies et bois) ; hysope ; lavande aspic ; mélisse ; menthe poivrée ; niaouli ; oignon ; origan ; ortie ; pin Cembrot ; pin maritime ; pin sylvestre ; santoline ; sapin baumier ; sarriette des jardins ; serpolet ; tagète ; tanaisie ; thym ; vétiver

Vers du bois – cèdre (de l'Atlantique, du Liban)

Vertiges *(sensation, accès de vertige)* – achillée millefeuille ; anis vert ; cumin ; laurier noble ; lavande aspic ; lavande fine ; lavande officinale ; lavandin ; mélisse ; mélisse indienne ; menthe poivrée ; menthe verte ; millepertuis ; pin sylvestre ; romarin ; verveine ; violette

Vésicule biliaire *(douleurs, cholécystite)* – armoise ; aunée ; basilic ; camomille [petite] ; carvi ; cédratier ; citron ; fenouil doux ; immortelle ; laurier noble ; lavande aspic ; lavande fine ; lavande officinale ; lavandin ; limette ; litsée ; menthe des champs ; menthe nanah; menthe verte; muscade (noix); nard indien ; pamplemousse ; persil ; pin des montagnes ; pin maritime ; romarin ; rose ; verveine
(calculs biliaires) – ail ; bergamote ; eucalyptus ; persil ; romarin ; rosier cent-feuilles
(qui stimule la production de bile ; cholérétique) – ail ; armoise ; bigarade ; bouleau blanc ; camomille [petite] ; camomille « du Maroc » ; camomille romaine ; céleri ; curcuma ; fenouil doux ; galbanum ; immortelle ; lavande aspic ; lavande fine ; lavande officinale ; lavandin ; menthe des champs ; menthe nanah ; menthe poivrée ; menthe verte ;

orange douce ; orange sanguine ; pin sylvestre ; romarin ; rose ; rosier cent-feuilles ; santoline ; verveine ; verveine citronnée

Vessie *(douleurs, cystite)* – achillée millefeuille ; ail ; bergamote ; bouleau blanc ; cajeput ; camomille [petite] ; cèdre (de l'Atlantique, du Liban) ; céleri ; ciste ladanifère ; copaïer ; eucalyptus ; genévrier (baies et bois) ; genévrier de Virginie (cèdre du Texas) ; laurier noble ; lavande aspic ; lavande fine ; lavande officinale ; lavandin ; lentisque pistachier ; leptosperme ; livèche ; melaleuque ; myrte ; niaouli ; oliban ; orange douce ; pamplemousse ; persil ; pin Cembrot ; pin des montagnes ; pin Larichio ; pin sylvestre ; reine des prés ; santal (bois) ; sapin baumier ; thym
(faiblesse de la vessie) – bergamote ; serpolet

Vie *(maîtrise des crises de la vie)* – laurier noble

Vivre [joie de] – bigarade ; orange sanguine

Voix *(phonation, formation de la voix)* – sauge
(extinction de voix) – myrrhe

Volonté *(qui donne de la volonté)* – thym

Vomissements – aneth odorant ; cajeput ; camomille [petite] ; cardamome ; laurier noble ; mélisse ; menthe des champs ; menthe poivrée ; menthe verte ; origan ; santal (bois)
(qui empêche les vomissements) – acore vrai ; cannelier de Chine ; giroflier ; muscade (noix) ; palmarosa ; patchouli
(qui provoque les vomissements ; émétique) – iris ; moutarde ; narcisse

Voyages [mal des] – achillée millefeuille ; angélique ; basilic ; gingembre ; lavande aspic ; lavande fine ; lavande officinale ; lavandin ; litsée ; mélisse

Vue *(qui renforce l'acuité visuelle)* – fenouil doux ; gingembre

Y-Z

Yoga *(huile pour le yoga)* – carvi ; cumin ; épicéa ; lavande fine ; lavande officinale ; lavandin

Zona – coriandre douce ; gaulthérie ; leptosperme ;

mélisse ; menthe poivrée ;
niaouli ; ravensare aromatique

Bibliographie

E. Joy Bowles *Guide complet des huiles essentielles, Le Courrier du Livre, 2004*

J. VALNET, *Aromathérapie,* Maloine

M. DOGNA, *Huiles essentielles,* Guy Trédaniel Éditeur

M. DOGNA, *Élixirs de fleurs homéopathiques,* Guy Trédaniel Éditeur

M. DOGNA, *Élixirs minéraux et huiles dynamisées,* Guy Trédaniel Éditeur

J.-L. ABRASSART, *Aromathérapie essentielle,* Guy Trédaniel Éditeur

J.-L. ABRASSART, *Guide pratique d'aromathérapie,* Guy Trédaniel Éditeur

B. MONTAIN, *Traité d'aromathérapie buccodentaire,* Guy Trédaniel Éditeur

W. MÖHRING, *Dix plantes médicinales pour vous guérir,* Guy Trédaniel Éditeur